Weed Gummies Essbares Kochbuch

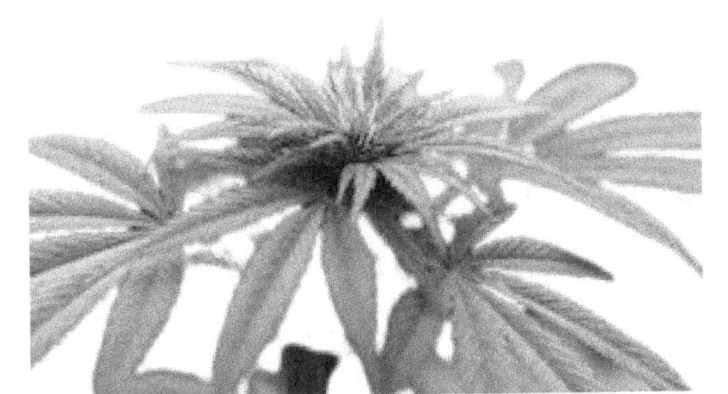

Über 50 gesunde, mit Weed, Marihuana und Cannabis angereicherte Bonbons mit THC- und CBD-Esswaren

Don Keeler

Copyright-Seite

INHALTSVERZEICHNIS

In dem verschwommenen Reich, in dem kulinarische Köstlichkeiten auf mit Cannabis angereicherte Glückseligkeit treffen, findet eine Revolution statt. Willkommen in der fesselnden Welt des „Weed Gummies Edibles Cookbook", in dem Sie mit jedem Seitenwechsel auf eine verlockende Reise voller Geschmack, Abenteuer und kreativer Entdeckungen entführt werden.

Hinter diesen Seiten verbirgt sich ein Schatz an Rezepten, Geheimnissen und Techniken, die sorgfältig für den anspruchsvollen Cannabis-Enthusiasten und angehenden Gummibärchen-Kenner zusammengestellt wurden. Von den lebhaften Küchen renommierter Köche bis hin zu den gemütlichen Ecken von Hobbyköchen vereint diese Kollektion die Leidenschaft und

Kunstfertigkeit kulinarischer Köpfe mit der transformativen Kraft von Cannabis.

Tauchen Sie ein in eine Erzählung, die mit dem reichen Wandteppich von verwoben istAromen, während duftende Aromen durch die Luft tanzen und

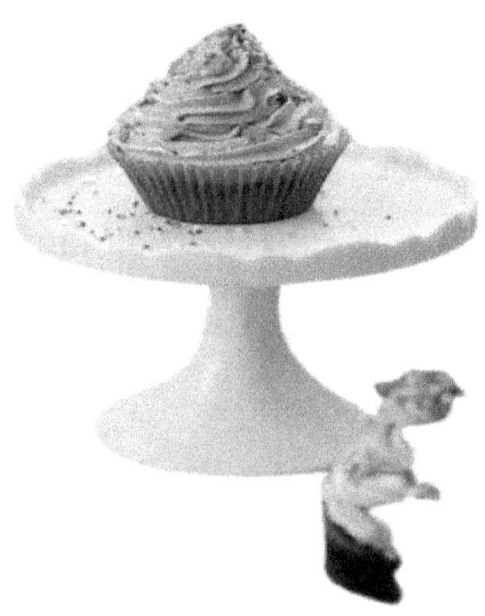

köstliche Bilder verführen Ihre Sinne. Entdecken Sie die Vielseitigkeit von mit

Cannabis angereicherten Gummibärchen, die Grenzen überwinden und sowohl Erfahrene als auch Neugierige anlocken. Egal, ob Sie eine subtile Euphorie oder eine tiefe Entspannung suchen, diese köstlichen Leckereien haben die Kraft, Ihren Gaumen und Ihren Geisteszustand zu heben.

Über die köstlichen Rezepte hinaus dient dieses Buch als Tor zu einer Welt, in der Cannabis und Küche miteinander verflochten sind, und erforscht das therapeutische Potenzial, die Wissenschaft und die Kultur rund um Esswaren. Entdecken Sie die Kunst des Aufgießens von Ölen, die Komplexität der Dosierung und das harmonische Zusammenspiel der Zutaten und tauchen Sie gleichzeitig in die lebendige Welt der Cannabis-Community ein.

Betreten Sie also dieses bezaubernde Reich, in dem Gummiträume zum Leben erweckt werden. Begeben Sie sich auf eine essbare Odyssee, die Sie erleuchtet, inspiriert und bereit macht, sich auf Ihre eigenen kulinarischen Abenteuer einzulassen. Das „Weed Gummies Edibles Cookbook" ist mehr als eine Rezeptsammlung – es ist eine Hommage an die Schnittstelle zwischen Cannabis, Gummibärchen, Esswaren und dem grenzenlosen Potenzial der Kochkunst.

Beschreibung

Gönnen Sie sich ein köstliches Abenteuer mit „Gummy Gastronomy: The Ultimate Weed Gummies Edibles Cookbook". Tauchen Sie ein in eine Sammlung sorgfältig ausgearbeiteter Rezepte, die die Kunst der Cannabisinfusion mit der Freude an der Gummibärchenherstellung verbinden. Von würzigen tropischen Sensationen bis hin zu köstlichen Beerenmischungen, dies Das Buch führt Sie durch eine geschmackvolle Reise mit Cannabis-Kreationen. Mit Schritt-für-Schritt-Anleitungen und Expertentipps verbessern Sie Ihre kulinarischen Fähigkeiten und kreieren köstliche Leckereien, die die perfekte Balance aus Geschmack und Wirksamkeit verkörpern. Entdecken Sie die Magie, die Cannabis entfaltet

und Gummibärchen vereinen sich und eröffnen
eine Welt süßen, glückseligen Genusses.

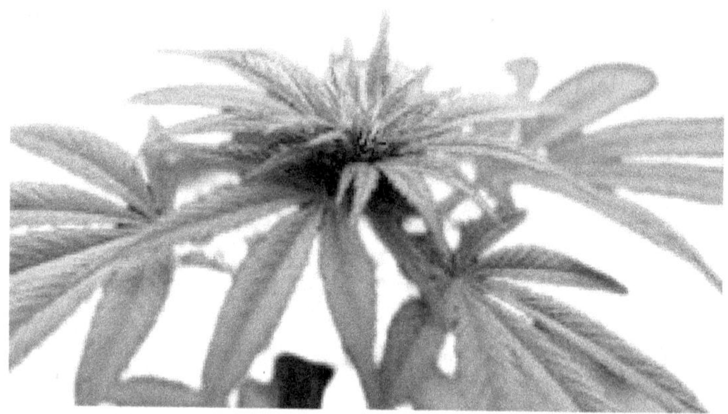

50 köstliche Weed-Gummis-Rezepte

1.Klassische Cannabis-Gummis

Zutaten:

- [ ] 1 Tasse mit Cannabis angereichertes Kokosöl
- [ ] 1 Tasse Fruchtsaft (z. B. Orange, Apfel, Traube)
- [ ] 1/4 Tasse Gelatine
- [ ] Süßstoff nach Wahl (optional)
- [ ] Gummiartige Formen

Anweisungen:

- [ ] In einem Topf das mit Cannabis angereicherte Kokosnussöl bei schwacher Hitze erhitzen.
- [ ] Den Fruchtsaft und das Süßungsmittel (falls gewünscht) hinzufügen und gut umrühren.

- ☐ Streuen Sie die Gelatine langsam unter ständigem Rühren in die Mischung.
- ☐ Weiter schlagen, bis die Mischung glatt und gut vermischt ist.
- ☐ Den Topf vom Herd nehmen und etwas abkühlen lassen.
- ☐ Gießen Sie die Mischung in GummibärchenFormen und kühl stellen, bis es fest ist.
- ☐ Nehmen Sie die Gummibärchen nach dem Aushärten aus der FormFormen und legen Sie sie zur Aufbewahrung in einen luftdichten Behälter.

Nährwert:

- ☐ Kann je nach verwendeten Zutaten variieren.

Vorbereitungszeit: 10 Minuten

Kochzeit: 10 Minuten

Ruhezeit: 1-2 Stunden.

2.Vegane Cannabis-Gummis

Zutaten:

- ☐ 1 Tasse mit Cannabis angereichertes Kokosöl
- ☐ 1 Tasse Fruchtpüree (z. B. Himbeere, Mango, Erdbeere)
- ☐ 1/4 Tasse Agarpulver
- ☐ Süßstoff nach Wahl (optional)
- ☐ GummiartigFormen

Anweisungen:

- ☐ In einem Topf das mit Cannabis angereicherte Kokosnussöl und das Fruchtpüree bei schwacher Hitze vermischen.
- ☐ Den Süßstoff (falls gewünscht) einrühren, bis alles gut vermischt ist.
- ☐ Streuen Sie das Agarpulver langsam unter ständigem Rühren in die Mischung.

- ☐ Weiter schlagen, bis die Mischung eindickt und das Agarpulver vollständig aufgelöst ist.
- ☐ Nehmen Sie es vom Feuer und lassen Sie es etwas abkühlen.
- ☐ Gießen Sie die Mischung in GummibärchenFormen und kühl stellen, bis es fest ist.
- ☐ Sobald die Gummibärchen fest sind, nehmen Sie sie aus der FormFormen und im Kühlschrank aufbewahren.

Nährwert:

- ☐ Kann je nach verwendeten Zutaten variieren.

Vorbereitungszeit: 10 Minuten

Kochzeit: 10 Minuten

Ruhezeit: 1-2 Stunden

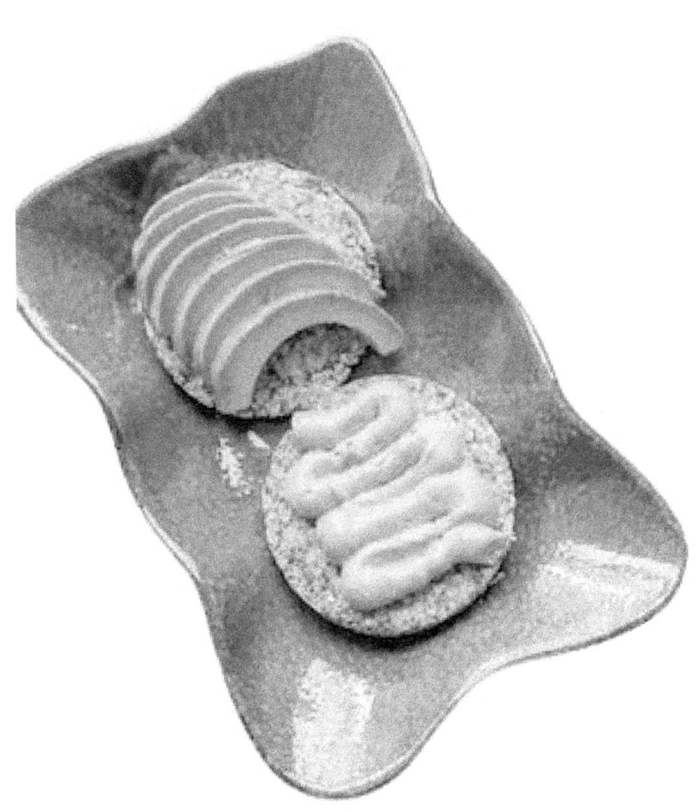

3. Mit CBD angereicherte Gummibonbons

Zutaten:

- ☐ 1 Tasse mit CBD angereichertes Kokosöl
- ☐ 1 Tasse Fruchtsaft (z. B. Ananas, Kirsche, Granatapfel)
- ☐ 1/4 Tasse Gelatine
- ☐ Süßstoff nach Wahl (optional)
- ☐ Gummiartige Formen

Anweisungen:

- ☐ In einem Topf das mit CBD angereicherte Kokosöl und den Fruchtsaft bei schwacher Hitze vermischen.
- ☐ Den Süßstoff hinzufügen (falls gewünscht) und gut umrühren.
- ☐ Streuen Sie die Gelatine langsam unter ständigem Rühren in die Mischung.

- ☐ Weiter schlagen, bis sich die Gelatine vollständig aufgelöst hat und die Mischung glatt ist.
- ☐ Anschließend etwas abkühlen lassenes entfernen das Feuer.
- ☐ Gießen Sie die Mischung in GummibärchenFormen und kühl stellen, bis es fest ist.
- ☐ Sobald die Gummibärchen fest sind, nehmen Sie sie aus der FormFormen und an einem kühlen Ort aufbewahren.

Nährwert:

- ☐ Kann je nach verwendeten Zutaten variieren.

Vorbereitungszeit: 10 Minuten

Kochzeit: 10 Minuten

Ruhezeit: 1-2 Stunden

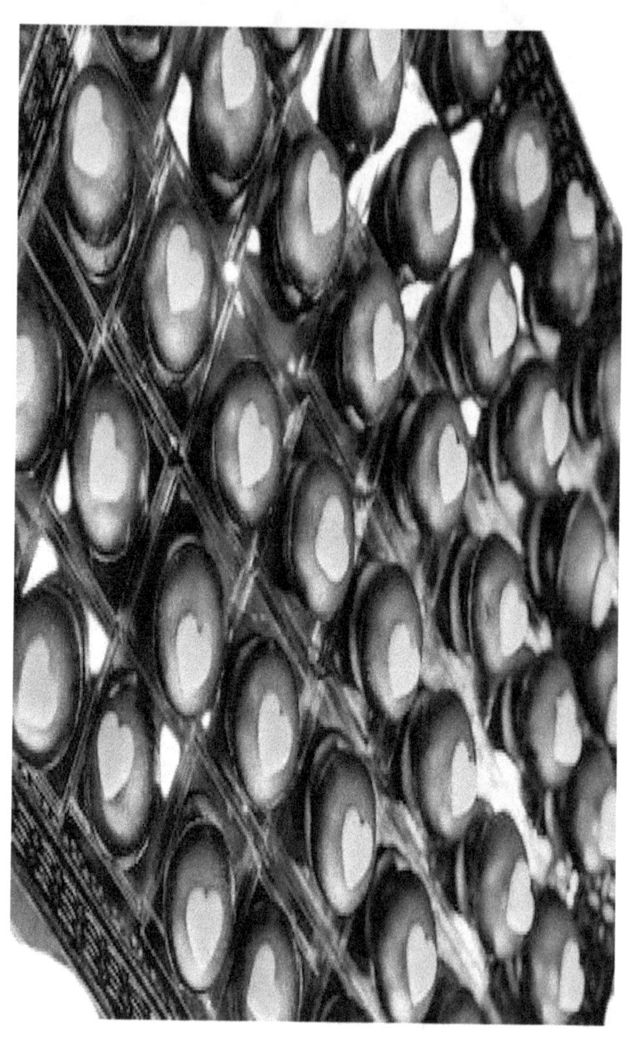

4.Blaubeer-THC-Gummis

Zutaten:

- ☐ 1 Tasse mit Cannabis angereichertes Kokosöl
- ☐ 1 Tasse Blaubeersaft
- ☐ 1/4 Tasse geschmacksneutrale Gelatine
- ☐ Süßstoff nach Wahl (optional)
- ☐ GummiartigFormen

Anweisungen:

- ☐ In einem Topf das mit Cannabis angereicherte Kokosnussöl und den Blaubeersaft bei schwacher Hitze vermischen.
- ☐ Den Süßstoff (falls gewünscht) einrühren, bis alles gut verrührt istunkooperiert.
- ☐ Während Sie die Mischung umrühren, streuen Sie die Gelatine darüber.
- ☐ Weiter schlagen, bis sich die Gelatine auflöst und die Mischung glatt wird.

- ☐ Sofort vom Herd nehmen und abkühlen lassen.
- ☐ Gießen Sie die Mischung in Gummiformen und stellen Sie sie in den Kühlschrank, bis sie fest ist.
- ☐ Sobald die Gummibärchen fest sind, nehmen Sie sie aus der FormFormen und lagern Sie sie in einem verschlossenen Behälter.

Nährwert:

- ☐ Kann je nach verwendeten Zutaten variieren.

Vorbereitungszeit: 10 Minuten

Kochzeit: 10 Minuten

Ruhezeit: 1-2 Stunden.

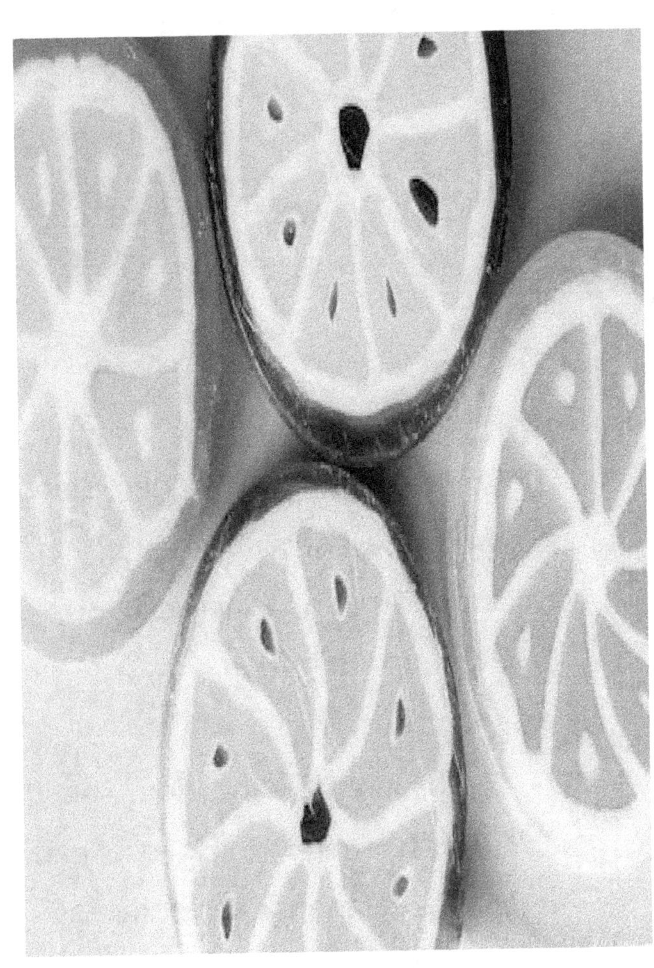

5.Erdbeer- und Bananen-CBD-Gummis

Zutaten:

- ☐ 1 Tasse mit CBD angereichertes Kokosöl
- ☐ 1 Tasse Erdbeer-Bananen-Smoothie
- ☐ 1/4 Tasse Agarpulver
- ☐ Süßstoff nach Wahl (optional)
- ☐ GummiartigFormen

Anweisungen:

- ☐ Kombinieren Sie in einem Topf das mit CBD angereicherte Kokosöl und den Erdbeer-Bananen-Smoothie bei schwacher Hitze.
- ☐ Vor der Zugabe des Zuckers gründlich umrühren (falls gewünscht).
- ☐ Streuen Sie das Agarpulver unter ständigem Rühren in die Mischung.
- ☐ Weiter schlagen, bis sich das Agarpulver vollständig aufgelöst hat.

- ☐ Nehmen Sie es vom Feuer und lassen Sie es ein paar Minuten abkühlen.
- ☐ Gießen Sie die Mischung in GummibärchenFormen und kühl stellen, bis es fest ist.
- ☐ Sobald die Gummibärchen fest sind, nehmen Sie sie aus der FormFormen und im Kühlschrank aufbewahren.

Nährwert:

- ☐ Kann je nach verwendeten Zutaten variieren.

Vorbereitungszeit: 10 Minuten

Kochzeit: 10 Minuten

Ruhezeit: 1-2 Stunden.

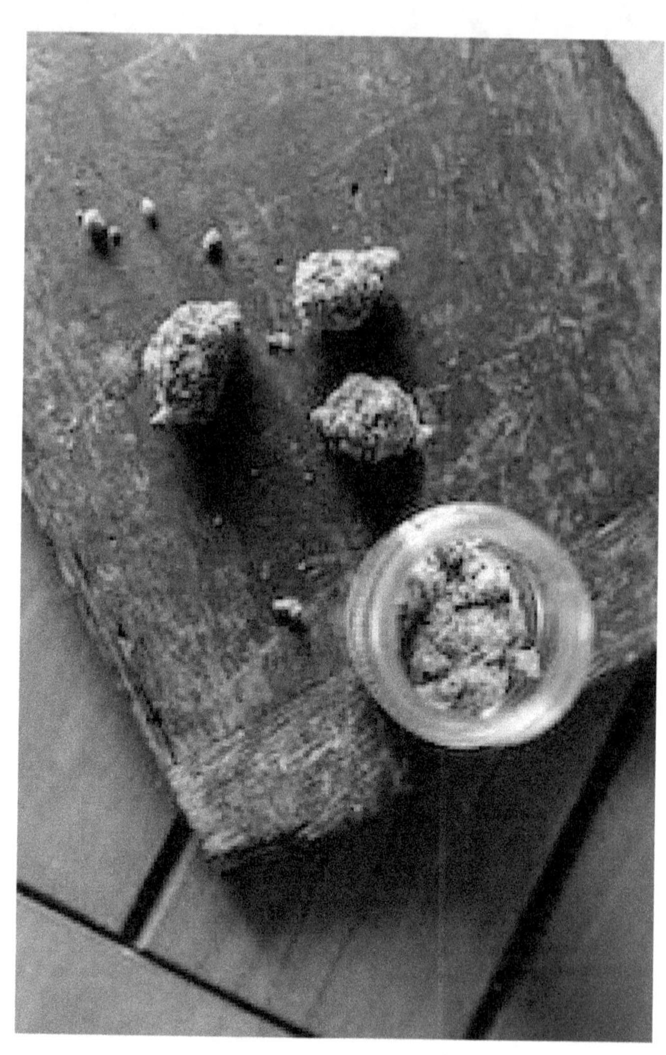

6.Mango-THC-Gummis

Zutaten:

- [ ] 1 Tasse mit Cannabis angereichertes Kokosöl
- [ ] 1 Tasse Mangonektar
- [ ] 1/4 Tasse geschmacksneutrale Gelatine
- [ ] Süßstoff nach Wahl (optional)
- [ ] GummiartigFormen

Anweisungen:

- [ ] In einem Topf das mit Cannabis angereicherte Kokosnussöl und den Mangonektar bei schwacher Hitze vermischen.
- [ ] Den Süßstoff (falls gewünscht) einrühren, bis alles gut vermischt ist.
- [ ] Während Sie die Mischung umrühren, streuen Sie die Gelatine darüber.
- [ ] Weiter schlagen, bis sich die Gelatine vollständig aufgelöst hat.

- ☐ Nehmen Sie es vom Feuer und lassen Sie es ein paar Minuten abkühlen.
- ☐ Gießen Sie die Mischung in GummibärchenFormen und kühl stellen, bis es fest ist.
- ☐ Sobald die Gummibärchen fest sind, nehmen Sie sie aus der FormFormen und in einem luftdichten Behälter aufbewahren.

Nährwert:

- ☐ Kann je nach verwendeten Zutaten variieren.

Vorbereitungszeit: 10 Minuten

Kochzeit: 10 Minuten

Ruhezeit: 1-2 Stunden

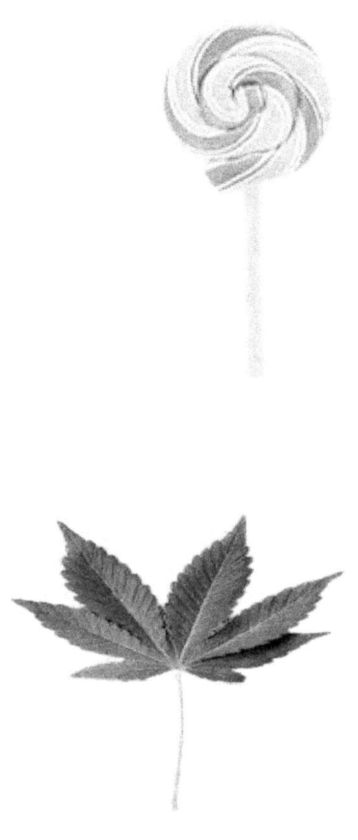

7.Saure Apfel-THC-Gummis

Zutaten:

- ☐ 1 Tasse mit Cannabis angereichertes Kokosöl
- ☐ 1 Tasse saurer Apfelsaft
- ☐ 1/4 Tasse geschmacksneutrale Gelatine
- ☐ Süßstoff nach Wahl (optional)
- ☐ GummiartigFormen

Anweisungen:

- ☐ In einem Topf das mit Cannabis angereicherte Kokosnussöl und den sauren Apfelsaft bei schwacher Hitze vermischen.
- ☐ Den Süßstoff (falls gewünscht) einrühren, bis alles gut verrührt istunkooperiert.
- ☐ Während Sie die Mischung umrühren, streuen Sie die Gelatine darüber.
- ☐ Weiter schlagen, bis sich die Gelatine vollständig aufgelöst hat.

- ☐ Nehmen Sie es vom Feuer und lassen Sie es ein paar Minuten abkühlen.
- ☐ Gießen Sie die Mischung in GummibärchenFormen und kühl stellen, bis es fest ist.
- ☐ Sobald die Gummibärchen fest sind, nehmen Sie sie aus der FormFormen und an einem kühlen Ort aufbewahren.

Nährwert:

- ☐ Kann je nach verwendeten Zutaten variieren.

Vorbereitungszeit: 10 Minuten

Kochzeit: 10 Minuten

Ruhezeit: 1-2 Stunden

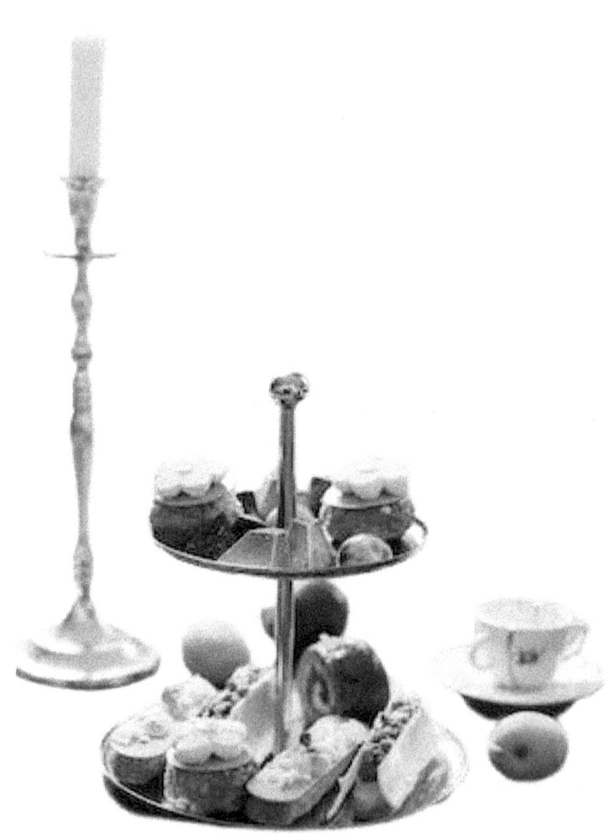

8.Zitronen-CBD-Gummis

Zutaten:

- ☐ 1 Tasse mit CBD angereichertes Kokosöl
- ☐ 1 Tasse Limonade
- ☐ 1/4 Tasse Agarpulver
- ☐ Süßstoff nach Wahl (optional)
- ☐ GummiartigFormen

Anweisungen:

- ☐ In einem Topf das mit CBD angereicherte Kokosöl und die Limonade bei schwacher Hitze vermischen.
- ☐ Den Süßstoff (falls gewünscht) einrühren, bis alles gut vermischt ist.
- ☐ Streuen Sie das Agarpulver unter ständigem Rühren in die Mischung.
- ☐ Weiter schlagen, bis sich das Agarpulver vollständig aufgelöst hat.
- ☐ Anschließend etwas abkühlen lassenes entfernen das Feuer.

- ☐ Gießen Sie die Mischung in GummibärchenFormen und kühl stellen, bis es fest ist.
- ☐ Sobald die Gummibärchen fest sind, nehmen Sie sie aus der FormFormen und im Kühlschrank aufbewahren.

Nährwert:

- ☐ Kann je nach verwendeten Zutaten variieren.

Vorbereitungszeit: 10 Minuten

Kochzeit: 10 Minuten

Ruhezeit: 1-2 Stunden

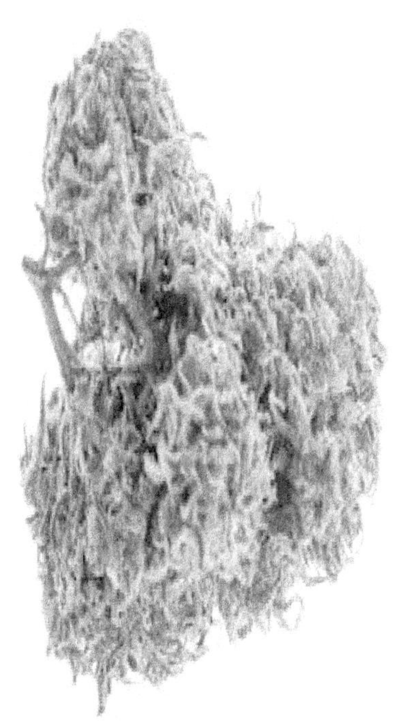

9.Pfirsich-THC-Gummis

Zutaten:

- ☐ 1 Tasse mit Cannabis angereichertes Kokosöl
- ☐ 1 Tasse Pfirsichsaft
- ☐ 1/4 Tasse geschmacksneutrale Gelatine
- ☐ Süßstoff nach Wahl (optional)
- ☐ GummiartigFormen

Anweisungen:

- ☐ In einem Topf das mit Cannabis angereicherte Kokosnussöl und den Pfirsichsaft bei schwacher Hitze vermischen.
- ☐ Den Süßstoff (falls gewünscht) einrühren, bis alles gut verrührt istunkooperiert.
- ☐ Während Sie die Mischung umrühren, streuen Sie die Gelatine darüber.
- ☐ Weiter schlagen, bis sich die Gelatine vollständig aufgelöst hat.

- ☐ Nehmen Sie es vom Feuer und lassen Sie es ein paar Minuten abkühlen.
- ☐ Gießen Sie die Mischung in GummibärchenFormen und kühl stellen, bis es fest ist.
- ☐ Sobald die Gummibärchen fest sind, nehmen Sie sie aus der FormFormen und in einem luftdichten Behälter aufbewahren.

Nährwert:

- ☐ Kann je nach verwendeten Zutaten variieren.

Vorbereitungszeit: 10 Minuten

Kochzeit: 10 Minuten

Ruhezeit: 1-2 Stunden

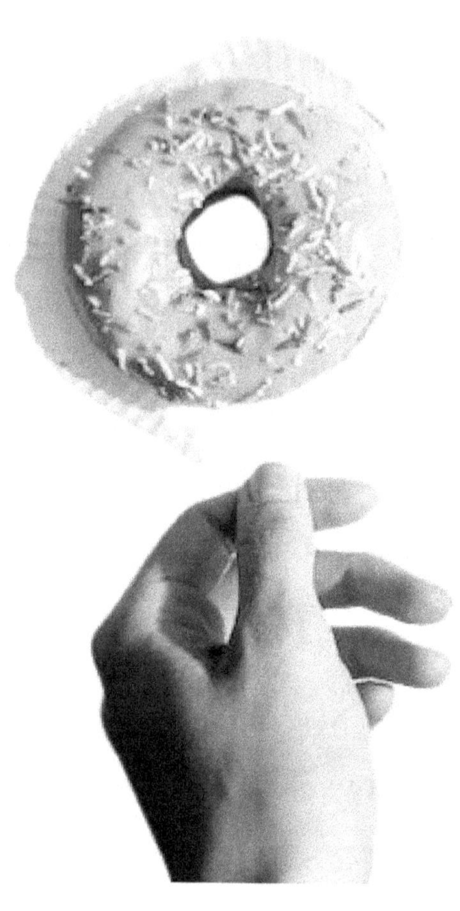

10.Himbeer-CBD-Gummis

Zutaten:

- ☐ 1 Tasse mit CBD angereichertes Kokosöl
- ☐ 1 Tasse Himbeersaft
- ☐ 1/4 Tasse Agarpulver
- ☐ Süßstoff nach Wahl (optional)
- ☐ GummiartigFormen

Anweisungen:

- ☐ In einem Topf das mit CBD angereicherte Kokosöl und den Himbeersaft bei schwacher Hitze vermischen.
- ☐ Den Süßstoff (falls gewünscht) einrühren, bis alles gut vermischt ist.
- ☐ Streuen Sie das Agarpulver unter ständigem Rühren in die Mischung.
- ☐ Weiter schlagen, bis sich das Agarpulver vollständig aufgelöst hat.
- ☐ Anschließend etwas abkühlen lassenes entfernen das Feuer.

- ☐ Gießen Sie die Mischung in GummibärchenFormen und kühl stellen, bis es fest ist.
- ☐ Sobald die Gummibärchen fest sind, nehmen Sie sie aus der FormFormen und im Kühlschrank aufbewahren.

Nährwert:

- ☐ Kann je nach verwendeten Zutaten variieren.

Vorbereitungszeit: 10 Minuten

Kochzeit: 10 Minuten

Ruhezeit: 1-2 Stunden

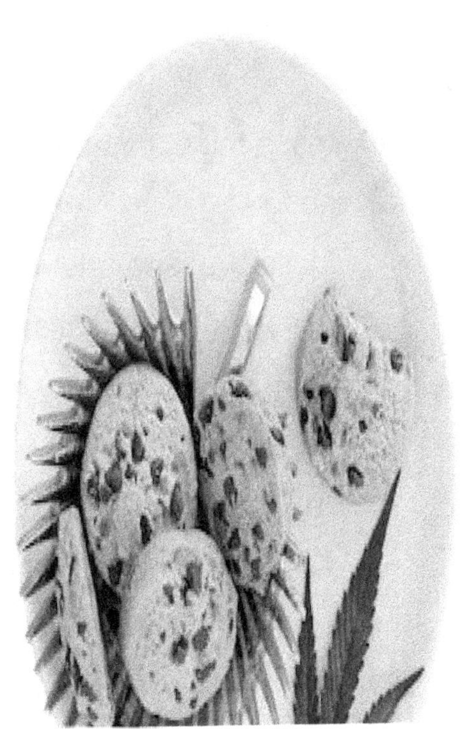

11.Wassermelonen-THC-Gummis

Zutaten:

- ☐ 1 Tasse mit Cannabis angereichertes Kokosöl
- ☐ 1 Tasse Wassermelonensaft
- ☐ 1/4 Tasse geschmacksneutrale Gelatine
- ☐ Süßstoff nach Wahl (optional)
- ☐ GummiartigFormen

Anweisungen:

- ☐ In einem Topf das mit Cannabis angereicherte Kokosnussöl und den Wassermelonensaft bei schwacher Hitze vermischen.
- ☐ Den Süßstoff (falls gewünscht) einrühren, bis alles gut verrührt istunkooperiert.
- ☐ Während Sie die Mischung umrühren, streuen Sie die Gelatine darüber.
- ☐ Weiter schlagen, bis sich die Gelatine vollständig aufgelöst hat.

- ☐ Nehmen Sie es vom Feuer und lassen Sie es ein paar Minuten abkühlen.
- ☐ Gießen Sie die Mischung in GummibärchenFormen und kühl stellen, bis es fest ist.
- ☐ Sobald die Gummibärchen fest sind, nehmen Sie sie aus der FormFormen und in einem luftdichten Behälter aufbewahren.

Nährwert:

- ☐ Kann je nach verwendeten Zutaten variieren.

Vorbereitungszeit: 10 Minuten

Kochzeit: 10 Minuten

Ruhezeit: 1-2 Stunden

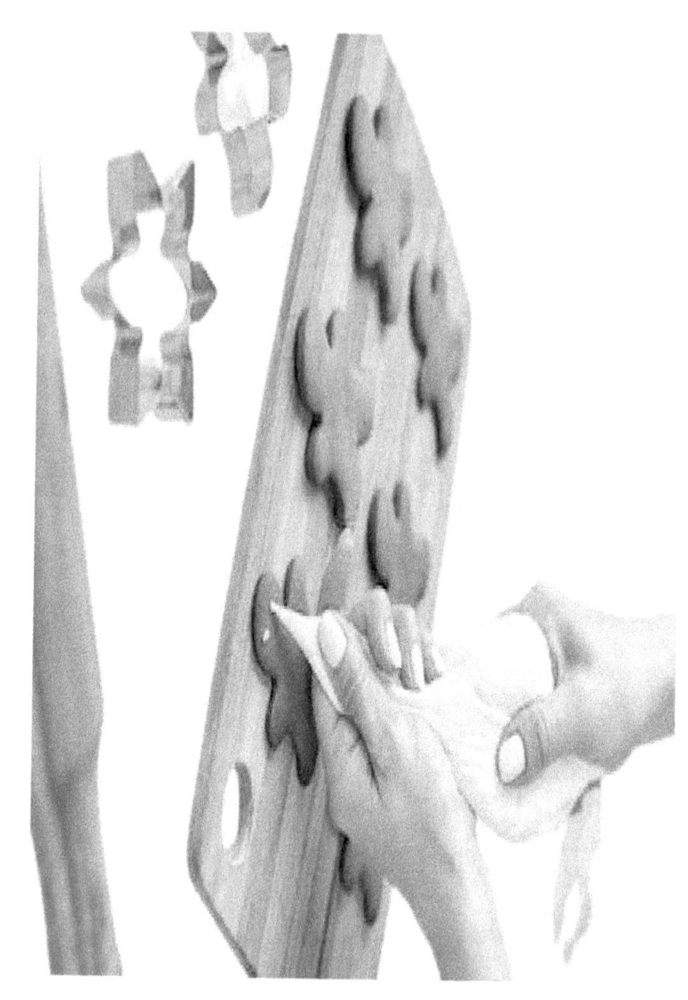

12.Ananas-CBD-Gummis

Zutaten:

- ☐ 1 Tasse mit CBD angereichertes Kokosöl
- ☐ 1 Tasse Ananassaft
- ☐ 1/4 Tasse Agarpulver
- ☐ Süßstoff nach Wahl (optional)
- ☐ GummiartigFormen

Anweisungen:

- ☐ In einem Topf das mit CBD angereicherte Kokosöl und den Ananassaft bei schwacher Hitze vermischen.
- ☐ Den Süßstoff (falls gewünscht) einrühren, bis alles gut vermischt ist.
- ☐ Streuen Sie das Agarpulver unter ständigem Rühren in die Mischung.
- ☐ Weiter schlagen, bis sich das Agarpulver vollständig aufgelöst hat.
- ☐ Anschließend etwas abkühlen lassenes entfernen das Feuer.

☐ Gießen Sie die Mischung in GummibärchenFormen und kühl stellen, bis es fest ist.

☐ Sobald die Gummibärchen fest sind, nehmen Sie sie aus der FormFormen und im Kühlschrank aufbewahren.

Nährwert:

☐ Kann je nach verwendeten Zutaten variieren.

Vorbereitungszeit: 10 Minuten

Kochzeit: 10 Minuten

Ruhezeit: 1-2 Stunden

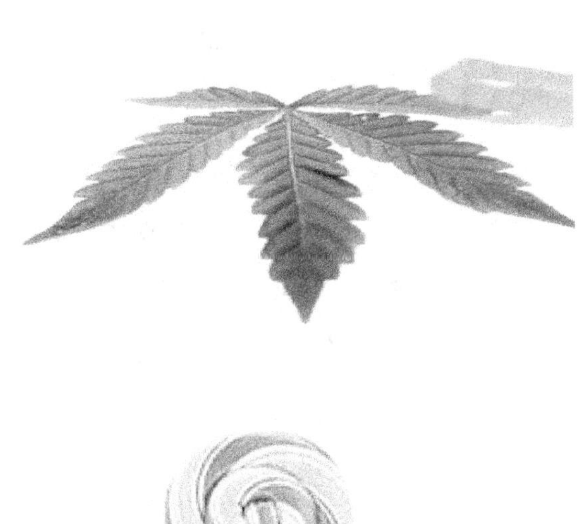

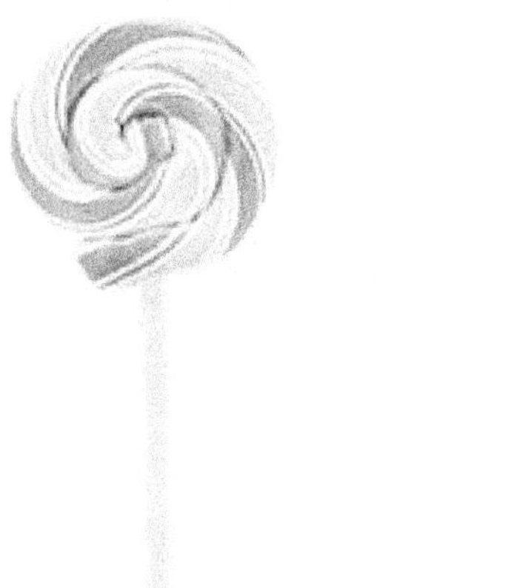

13. Gemischte Beeren-THC-Gummis

Zutaten:

- ☐ 1 Tasse mit Cannabis angereichertes Kokosöl
- ☐ 1 Tasse gemischter Beerensaft (z. B. Erdbeere, Blaubeere, Brombeere)
- ☐ 1/4 Tasse geschmacksneutrale Gelatine
- ☐ Süßstoff nach Wahl (optional)
- ☐ GummiartigFormen

Anweisungen:

- ☐ In einem Topf das mit Cannabis angereicherte Kokosnussöl und den gemischten Beerensaft bei schwacher Hitze vermischen.
- ☐ Den Süßstoff (falls gewünscht) einrühren, bis alles gut verrührt istunkooperiert.
- ☐ Streuen Sie die Gelatine unter ständigem Rühren in die Mischung.

- ☐ Weiter schlagen, bis sich die Gelatine vollständig aufgelöst hat.
- ☐ Nehmen Sie es vom Feuer und lassen Sie es ein paar Minuten abkühlen.
- ☐ Gießen Sie die Mischung in GummibärchenFormen und kühl stellen, bis es fest ist.
- ☐ Sobald die Gummibärchen fest sind, nehmen Sie sie aus der FormFormen und an einem kühlen Ort aufbewahren.

Nährwert:

- ☐ Kann je nach verwendeten Zutaten variieren.

Vorbereitungszeit: 10 Minuten

Kochzeit: 10 Minuten

Ruhezeit: 1-2 Stunden

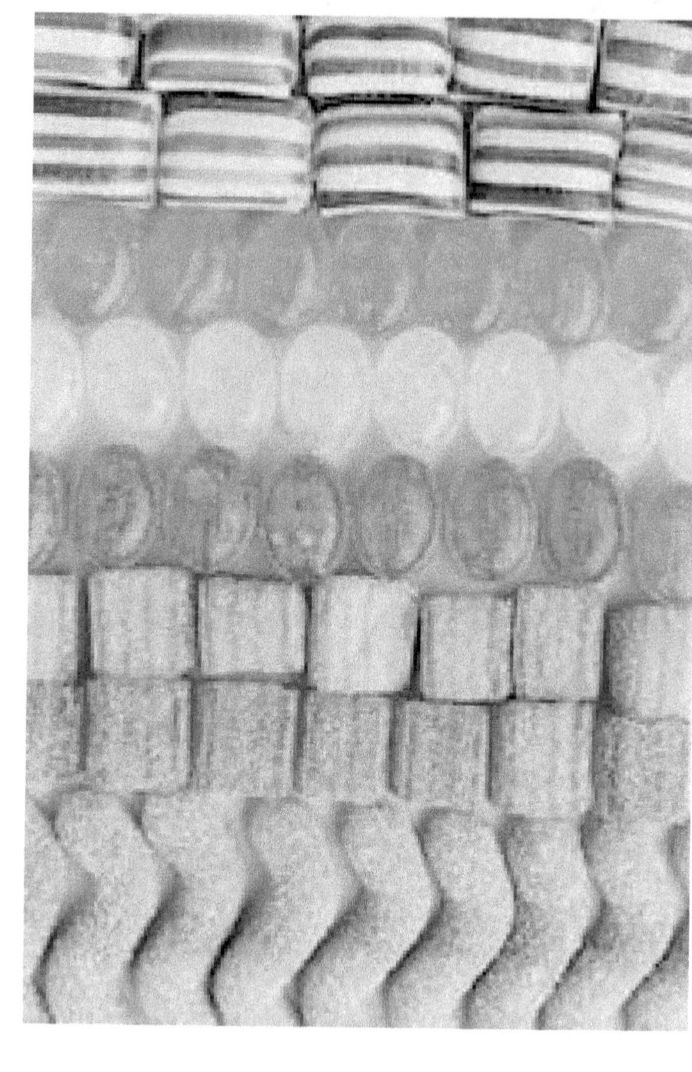

14.Cherry CBD Gummies

Zutaten:

- [ ] 1 Tasse mit CBD angereichertes Kokosöl
- [ ] 1 Tasse Kirschsaft
- [ ] 1/4 Tasse Agarpulver
- [ ] Süßstoff nach Wahl (optional)
- [ ] GummiartigFormen

Anweisungen:

- [ ] In einem Topf das mit CBD angereicherte Kokosöl und den Kirschsaft bei schwacher Hitze vermischen.
- [ ] Den Süßstoff (falls gewünscht) einrühren, bis alles gut vermischt ist.
- [ ] Streuen Sie das Agarpulver unter ständigem Rühren in die Mischung.
- [ ] Weiter schlagen, bis sich das Agarpulver vollständig aufgelöst hat.
- [ ] Nach dem Feuer etwas abkühlen lassen.

- ☐ Gießen Sie die Mischung in GummibärchenFormen und kühl stellen, bis es fest ist.
- ☐ Sobald die Gummibärchen fest sind, nehmen Sie sie aus der FormFormen und im Kühlschrank aufbewahren.

Nährwert:

- ☐ Kann je nach verwendeten Zutaten variieren.

Vorbereitungszeit: 10 Minuten

Kochzeit: 10 Minuten

Ruhezeit: 1-2 Stunden.

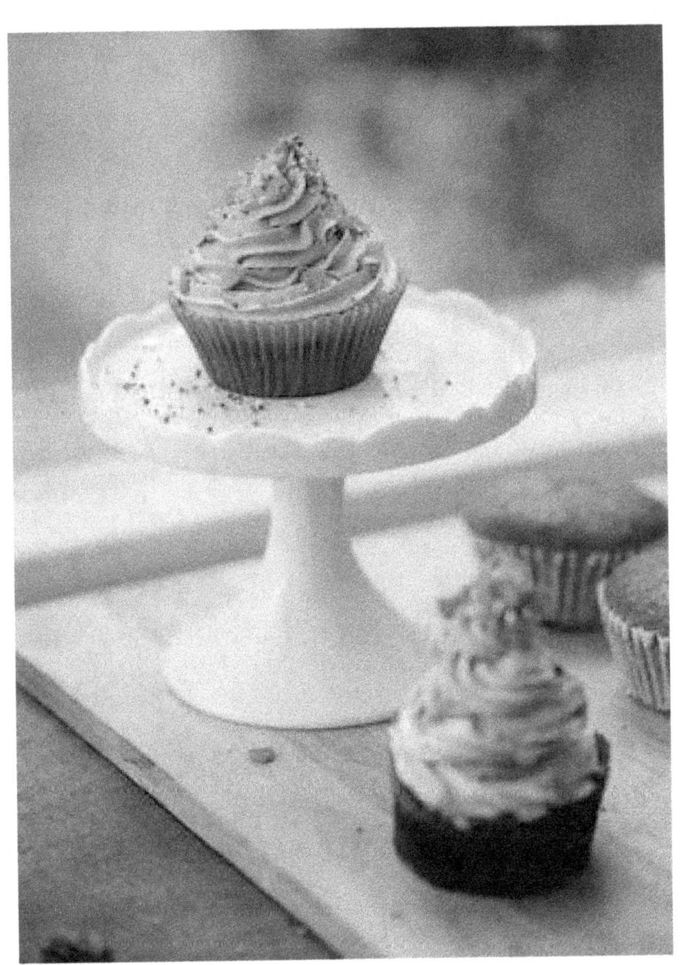

15.Orangefarbene THC-Gummis

Zutaten:

- [ ] 1 Tasse mit Cannabis angereichertes Kokosöl
- [ ] 1 Tasse Orangensaft
- [ ] 1/4 Tasse geschmacksneutrale Gelatine
- [ ] Süßstoff nach Wahl (optional)
- [ ] GummiartigFormen

Anweisungen:

- [ ] In einem Topf das mit Cannabis angereicherte Kokosnussöl und den Orangensaft bei schwacher Hitze vermischen.
- [ ] Den Süßstoff (falls gewünscht) einrühren, bis alles gut verrührt istunkooperiert.
- [ ] Während Sie die Mischung umrühren, streuen Sie die Gelatine darüber.
- [ ] Weiter schlagen, bis sich die Gelatine vollständig aufgelöst hat.

- Nehmen Sie es vom Feuer und lassen Sie es ein paar Minuten abkühlen.
- Gießen Sie die Mischung in GummibärchenFormen und kühl stellen, bis es fest ist.
- Sobald die Gummibärchen fest sind, nehmen Sie sie aus der FormFormen und in einem luftdichten Behälter aufbewahren.

Nährwert:

- Kann je nach verwendeten Zutaten variieren.

Vorbereitungszeit: 10 Minuten

Kochzeit: 10 Minuten

Ruhezeit: 1-2 Stunden.

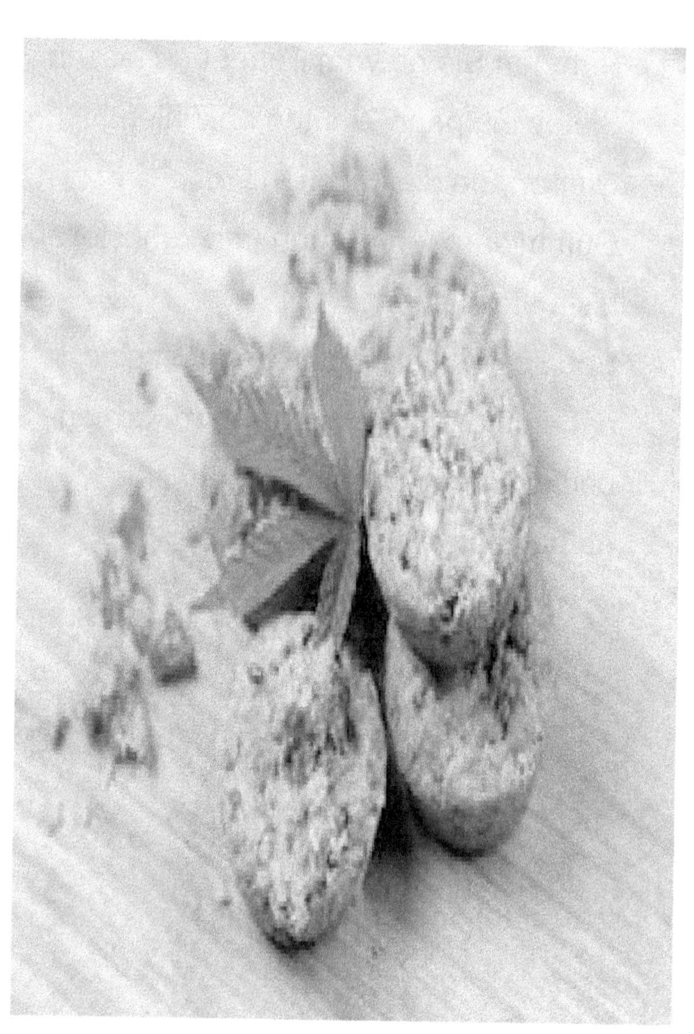

16.Zitronen-Limetten-CBD-Gummis

Zutaten:

- ☐ 1 Tasse mit CBD angereichertes Kokosöl
- ☐ 1/2 Tasse Zitronensaft
- ☐ 1/2 Tasse Limettensaft
- ☐ 1/4 Tasse Agarpulver
- ☐ Süßstoff nach Wahl (optional)
- ☐ GummiartigFormen

Anweisungen:

- ☐ In einem Topf das mit CBD angereicherte Kokosöl, Zitronensaft und Limettensaft bei schwacher Hitze vermischen.
- ☐ Den Süßstoff (falls gewünscht) einrühren, bis alles gut vermischt ist.
- ☐ Streuen Sie das Agarpulver unter ständigem Rühren in die Mischung.
- ☐ Weiter schlagen, bis sich das Agarpulver vollständig aufgelöst hat.

- ☐ Anschließend etwas abkühlen lassenes entfernen das Feuer.
- ☐ Gießen Sie die Mischung in GummibärchenFormen und kühl stellen, bis es fest ist.
- ☐ Sobald die Gummibärchen fest sind, nehmen Sie sie aus der FormFormen und im Kühlschrank aufbewahren.

Nährwert:

- ☐ Kann je nach verwendeten Zutaten variieren.

Vorbereitungszeit: 10 Minuten

Kochzeit: 10 Minuten

Ruhezeit: 1-2 Stunden

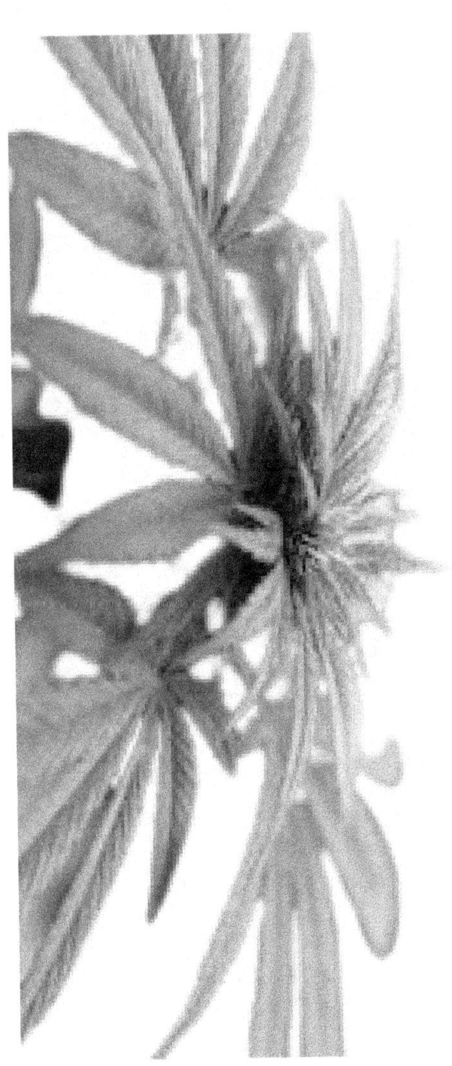

17. Trauben-THC-Gummis

Zutaten:

- ☐ 1 Tasse mit Cannabis angereichertes Kokosöl
- ☐ 1 Tasse Traubensaft
- ☐ 1/4 Tasse geschmacksneutrale Gelatine
- ☐ Süßstoff nach Wahl (optional)
- ☐ GummiartigFormen

Anweisungen:

- ☐ In einem Topf das mit Cannabis angereicherte Kokosnussöl und den Traubensaft bei schwacher Hitze vermischen.
- ☐ Den Süßstoff (falls gewünscht) einrühren, bis alles gut verrührt istunkooperiert.
- ☐ Streuen Sie die Gelatine unter ständigem Rühren in die Mischung.
- ☐ Weiter schlagen, bis sich die Gelatine vollständig aufgelöst hat.

- ☐ Nehmen Sie es vom Feuer und lassen Sie es ein paar Minuten abkühlen.
- ☐ Gießen Sie die Mischung in GummibärchenFormen und kühl stellen, bis es fest ist.
- ☐ Sobald die Gummibärchen fest sind, nehmen Sie sie aus der FormFormen und an einem kühlen Ort aufbewahren.

Nährwert:

- ☐ Kann je nach verwendeten Zutaten variieren.

Vorbereitungszeit: 10 Minuten

Kochzeit: 10 Minuten

Ruhezeit: 1-2 Stunden.

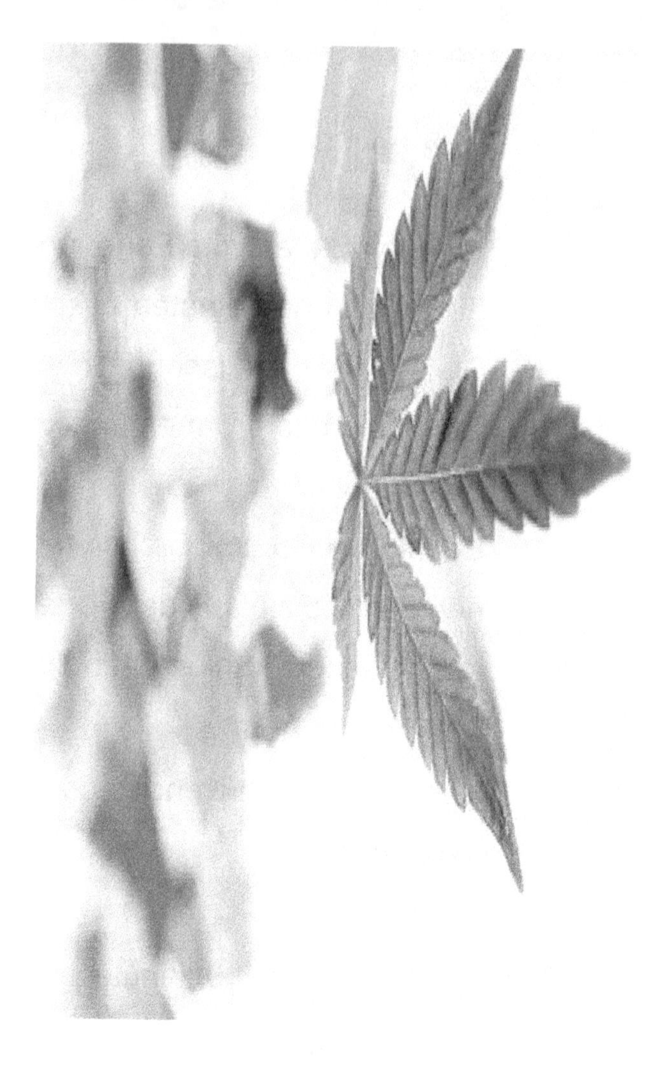

18.Cranberry-CBD-Gummis

Zutaten:

- ☐ 1 Tasse mit CBD angereichertes Kokosöl
- ☐ 1 Tasse Cranberrysaft
- ☐ 1/4 Tasse Agarpulver
- ☐ Süßstoff nach Wahl (optional)
- ☐ GummiartigFormen

Anweisungen:

- ☐ In einem Topf das mit CBD angereicherte Kokosöl und den Cranberrysaft bei schwacher Hitze vermischen.
- ☐ Den Süßstoff (falls gewünscht) einrühren, bis alles gut vermischt ist.
- ☐ Streuen Sie das Agarpulver unter ständigem Rühren in die Mischung.
- ☐ Weiter schlagen, bis sich das Agarpulver vollständig aufgelöst hat.
- ☐ Anschließend etwas abkühlen lassenes entfernen das Feuer.

- ☐ Gießen Sie die Mischung in GummibärchenFormen und kühl stellen, bis es fest ist.
- ☐ Sobald die Gummibärchen fest sind, nehmen Sie sie aus der FormFormen und im Kühlschrank aufbewahren.

- ☐ Kann je nach verwendeten Zutaten variieren.

Vorbereitungszeit: 10 Minuten

Kochzeit: 10 Minuten

Ruhezeit: 1-2 Stunden

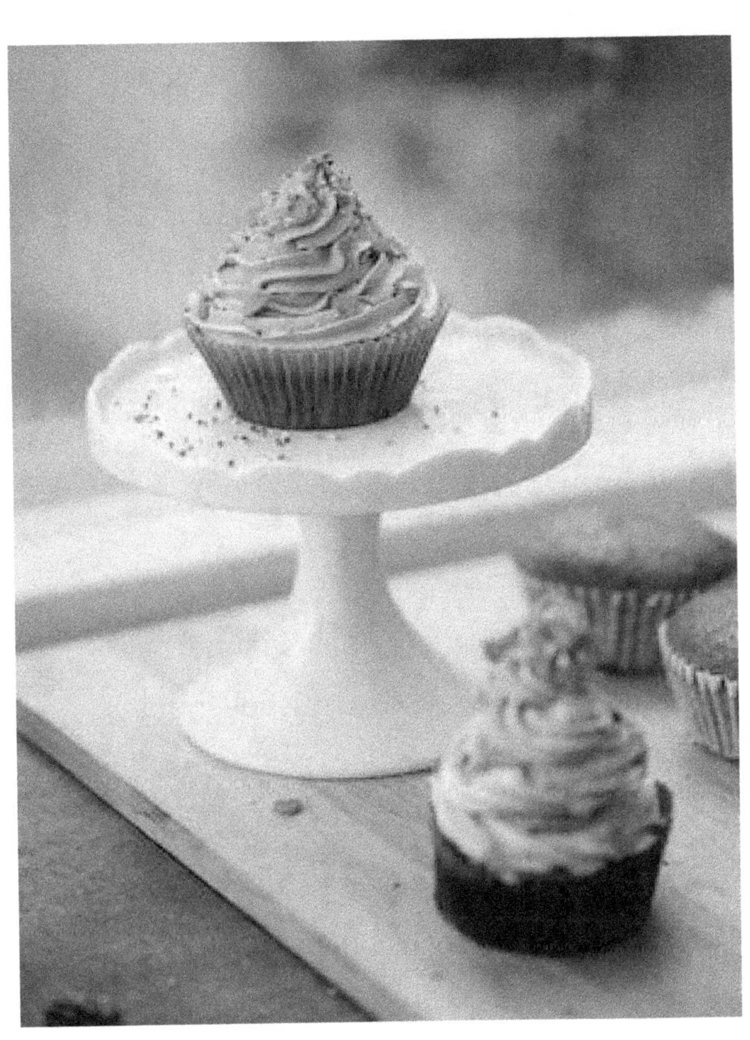

19.Himbeer-Limonade-THC-Gummis

Zutaten:

- ☐ 1 Tasse mit Cannabis angereichertes Kokosöl
- ☐ 1 Tasse Himbeerlimonade
- ☐ 1/4 Tasse geschmacksneutrale Gelatine
- ☐ Süßstoff nach Wahl (optional)
- ☐ GummiartigFormen

Anweisungen:

- ☐ In einem Topf das mit Cannabis angereicherte Kokosnussöl und die Himbeerlimonade bei schwacher Hitze vermischen.
- ☐ Den Süßstoff (falls gewünscht) einrühren, bis alles gut verrührt istunkooperiert.
- ☐ Während Sie die Mischung umrühren, streuen Sie die Gelatine darüber.
- ☐ Weiter schlagen, bis sich die Gelatine vollständig aufgelöst hat.

- ☐ Nehmen Sie es vom Feuer und lassen Sie es ein paar Minuten abkühlen.
- ☐ Gießen Sie die Mischung in GummibärchenFormen und kühl stellen, bis es fest ist.
- ☐ Sobald die Gummibärchen fest sind, nehmen Sie sie aus der FormFormen und in einem luftdichten Behälter aufbewahren.

Nährwert:

- ☐ Kann je nach verwendeten Zutaten variieren.

Vorbereitungszeit: 10 Minuten

Kochzeit: 10 Minuten

Ruhezeit: 1-2 Stunden.

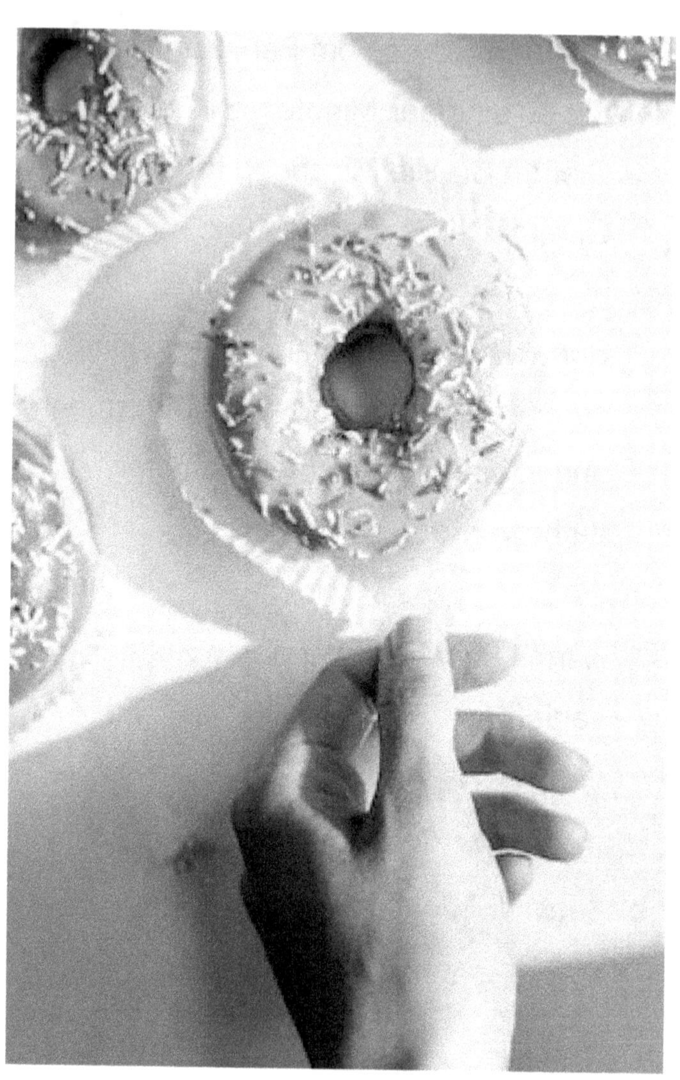

20.Granatapfel-CBD-Gummis

Zutaten:

- ☐ 1 Tasse mit CBD angereichertes Kokosöl
- ☐ 1 Tasse Granatapfelsaft
- ☐ 1/4 Tasse Agarpulver
- ☐ Süßstoff nach Wahl (optional)
- ☐ GummiartigFormen

Anweisungen:

- ☐ In einem Topf das mit CBD angereicherte Kokosöl und den Granatapfelsaft bei schwacher Hitze vermischen.
- ☐ Den Süßstoff (falls gewünscht) einrühren, bis alles gut vermischt ist.
- ☐ Streuen Sie das Agarpulver unter ständigem Rühren in die Mischung.
- ☐ Weiter schlagen, bis sich das Agarpulver vollständig aufgelöst hat.
- ☐ Anschließend etwas abkühlen lassenes entfernen das Feuer.

- ☐ Gießen Sie die Mischung in GummibärchenFormen und kühl stellen, bis es fest ist.
- ☐ Sobald die Gummibärchen fest sind, nehmen Sie sie aus der FormFormen und im Kühlschrank aufbewahren.

Nährwert:

- ☐ Kann je nach verwendeten Zutaten variieren.

Vorbereitungszeit: 10 Minuten

Kochzeit: 10 Minuten

Ruhezeit: 1-2 Stunden

21.Erdbeer-Kiwi-THC-Gummis

Zutaten:

- ☐ 1 Tasse mit Cannabis angereichertes Kokosöl
- ☐ 1 Tasse Erdbeer-Kiwi-Saft
- ☐ 1/4 Tasse geschmacksneutrale Gelatine
- ☐ Süßstoff nach Wahl (optional)
- ☐ GummiartigFormen

Anweisungen:

- ☐ In einem Topf das mit Cannabis angereicherte Kokosnussöl und den Erdbeer-Kiwi-Saft bei schwacher Hitze vermischen.
- ☐ Den Süßstoff (falls gewünscht) einrühren, bis alles gut verrührt istunkooperiert.
- ☐ Während Sie die Mischung umrühren, streuen Sie die Gelatine darüber.
- ☐ Weiter schlagen, bis sich die Gelatine vollständig aufgelöst hat.

- ☐ Nehmen Sie es vom Feuer und lassen Sie es ein paar Minuten abkühlen.
- ☐ Gießen Sie die Mischung in GummibärchenFormen und kühl stellen, bis es fest ist.
- ☐ Sobald die Gummibärchen fest sind, nehmen Sie sie aus der FormFormen und an einem kühlen Ort aufbewahren.

Nährwert:

- ☐ Kann je nach verwendeten Zutaten variieren.

Vorbereitungszeit: 10 Minuten

Kochzeit: 10 Minuten

Ruhezeit: 1-2 Stunden

22. Mango- und Ananas-CBD-Gummis

Zutaten:

- ☐ 1 Tasse mit CBD angereichertes Kokosöl
- ☐ 1 Tasse Mango-Ananassaft
- ☐ 1/4 Tasse Agarpulver
- ☐ Süßstoff nach Wahl (optional)
- ☐ GummiartigFormen

Anweisungen:

- ☐ In einem Topf das mit CBD angereicherte Kokosöl und den Mango-Ananassaft bei schwacher Hitze vermischen.
- ☐ Den Süßstoff (falls gewünscht) einrühren, bis alles gut vermischt ist.
- ☐ Streuen Sie das Agarpulver unter ständigem Rühren in die Mischung.
- ☐ Weiter schlagen, bis sich das Agarpulver vollständig aufgelöst hat.

- ☐ Lassen Sie es etwas abkühlen, nachdem Sie es vom Feuer genommen haben.
- ☐ Gießen Sie die Mischung in GummibärchenFormen und kühl stellen, bis es fest ist.
- ☐ Sobald die Gummibärchen fest sind, nehmen Sie sie aus der FormFormen und im Kühlschrank aufbewahren.

Nährwert:

- ☐ Kann je nach verwendeten Zutaten variieren.

Vorbereitungszeit: 10 Minuten

Kochzeit: 10 Minuten

Ruhezeit: 1-2 Stunden

23. THC-Gummis mit gemischten Früchten

- ☐ 1 Tasse mit Cannabis angereichertes Kokosöl
- ☐ 1 Tasse gemischter Fruchtsaft (z. B. Apfel, Birne, Traube)
- ☐ 1/4 Tasse geschmacksneutrale Gelatine
- ☐ Süßstoff nach Wahl (optional)
- ☐ GummiartigFormen

- ☐ In einem Topf das mit Cannabis angereicherte Kokosnussöl und den gemischten Fruchtsaft bei schwacher Hitze vermischen.
- ☐ Den Süßstoff (falls gewünscht) einrühren, bis alles gut verrührt istunkooperiert.
- ☐ Während Sie die Mischung umrühren, streuen Sie die Gelatine darüber.

- ☐ Weiter schlagen, bis sich die Gelatine vollständig aufgelöst hat.
- ☐ Nehmen Sie es vom Feuer und lassen Sie es ein paar Minuten abkühlen.
- ☐ Gießen Sie die Mischung in GummibärchenFormen und kühl stellen, bis es fest ist.
- ☐ Sobald die Gummibärchen fest sind, nehmen Sie sie aus der FormFormen und in einem luftdichten Behälter aufbewahren.

Nährwert:

- ☐ Kann je nach verwendeten Zutaten variieren.

Vorbereitungszeit: 10 Minuten

Kochzeit: 10 Minuten

Ruhezeit: 1-2 Stunden.

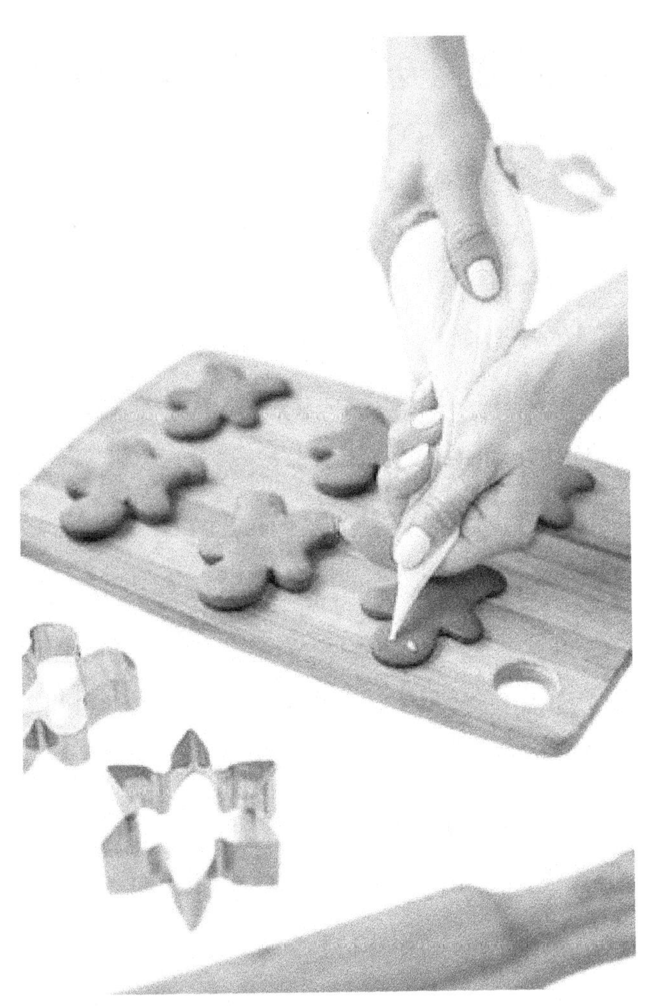

24.Blaue Himbeer-CBD-Gummis

Zutaten:

- [ ] 1 Tasse mit CBD angereichertes Kokosöl
- [ ] 1 Tasse blauer Himbeersaft
- [ ] 1/4 Tasse Agarpulver
- [ ] Süßstoff nach Wahl (optional)
- [ ] GummiartigFormen

Anweisungen:

- [ ] Kombinieren Sie in einem Topf das mit CBD angereicherte Kokosöl und den blauen Himbeersaft bei schwacher Hitze.
- [ ] Den Süßstoff (falls gewünscht) einrühren, bis alles gut vermischt ist.
- [ ] Streuen Sie das Agarpulver unter ständigem Rühren in die Mischung.
- [ ] Weiter schlagen, bis sich das Agarpulver vollständig aufgelöst hat.
- [ ] Anschließend etwas abkühlen lassenes entfernen das Feuer.

- ☐ Gießen Sie die Mischung in GummibärchenFormen und kühl stellen, bis es fest ist.
- ☐ Sobald die Gummibärchen fest sind, nehmen Sie sie aus der FormFormen und im Kühlschrank aufbewahren.

Nährwert:

- ☐ Kann je nach verwendeten Zutaten variieren.

Vorbereitungszeit: 10 Minuten

Kochzeit: 10 Minuten

Ruhezeit: 1-2 Stunden

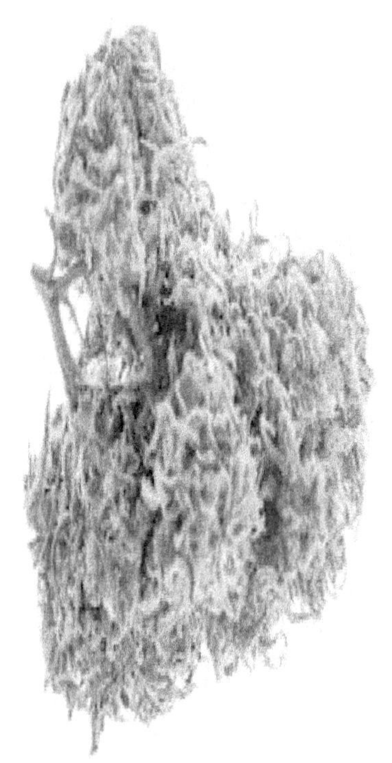

25.Schwarzkirsch-THC-Gummis

Zutaten:

- ☐ 1 Tasse mit Cannabis angereichertes Kokosöl
- ☐ 1 Tasse Schwarzkirschsaft
- ☐ 1/4 Tasse geschmacksneutrale Gelatine
- ☐ Süßstoff nach Wahl (optional)
- ☐ GummiartigFormen

Anweisungen:

- ☐ In einem Topf das mit Cannabis angereicherte Kokosnussöl und den Schwarzkirschsaft bei schwacher Hitze vermischen.
- ☐ Den Süßstoff (falls gewünscht) einrühren, bls alles gut verrührt istunkooperiert.
- ☐ Während Sie die Mischung umrühren, streuen Sie die Gelatine darüber.
- ☐ So lange weiterrühren, bis sich die Gelatine vollständig aufgelöst hat.

- ☐ Nehmen Sie es vom Feuer und lassen Sie es ein paar Minuten abkühlen.
- ☐ Gießen Sie die Mischung in GummibärchenFormen und kühl stellen, bis es fest ist.
- ☐ Sobald die Gummibärchen fest sind, nehmen Sie sie aus der FormFormen und an einem kühlen Ort aufbewahren.

Nährwert:

- ☐ Kann je nach verwendeten Zutaten variieren.

Vorbereitungszeit: 10 Minuten

Kochzeit: 10 Minuten

Ruhezeit: 1-2 Stunden.

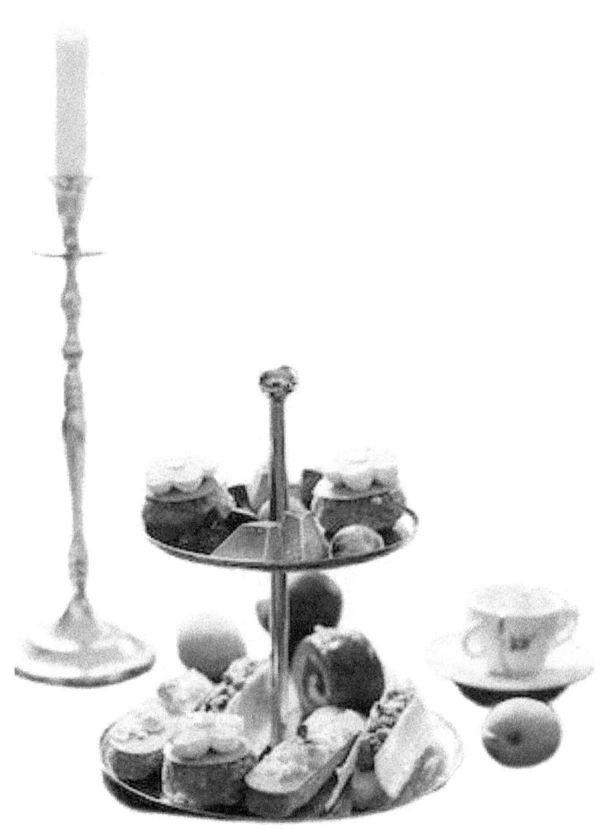

26.Limonaden-CBD-Gummis

Zutaten:

- 1 Tasse mit CBD angereichertes Kokosöl
- 1 Tasse Limonade
- 1/4 Tasse Agarpulver
- Süßstoff nach Wahl (optional)
- GummiartigFormen

Anweisungen:

- In einem Topf das mit CBD angereicherte Kokosöl und die Limonade bei schwacher Hitze vermischen.
- Den Süßstoff (falls gewünscht) einrühren, bis alles gut vermischt ist.
- Streuen Sie das Agarpulver unter ständigem Rühren in die Mischung.
- Weiter schlagen, bis sich das Agarpulver vollständig aufgelöst hat.
- Anschließend etwas abkühlen lassenes entfernen das Feuer.

- ☐ Gießen Sie die Mischung in GummibärchenFormen und kühl stellen, bis es fest ist.
- ☐ Sobald die Gummibärchen fest sind, nehmen Sie sie aus der FormFormen und im Kühlschrank aufbewahren.

Nährwert:

- ☐ Kann je nach verwendeten Zutaten variieren.

Vorbereitungszeit: 10 Minuten

Kochzeit: 10 Minuten

Ruhezeit: 1-2 Stunden

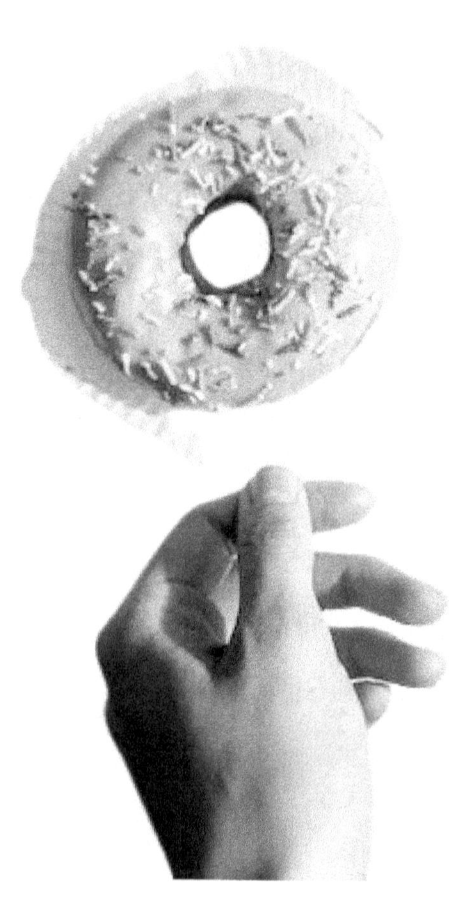

27.Grüne Apfel-THC-Gummis

Zutaten:

- ☐ 1 Tasse mit Cannabis angereichertes Kokosöl
- ☐ 1 Tasse grüner Apfelsaft
- ☐ 1/4 Tasse geschmacksneutrale Gelatine
- ☐ Süßstoff nach Wahl (optional)
- ☐ GummiartigFormen

Anweisungen:

- ☐ In einem Topf das mit Cannabis angereicherte Kokosnussöl und den grünen Apfelsaft bei schwacher Hitze vermischen.
- ☐ Den Süßstoff (falls gewünscht) einrühren, bis alles gut verrührt istunkooperiert.
- ☐ Während Sie die Mischung umrühren, streuen Sie die Gelatine darüber.
- ☐ Whiskeyständig bis sich die Gelatine vollständig aufgelöst hat.

- ☐ Nehmen Sie es vom Feuer und lassen Sie es ein paar Minuten abkühlen.
- ☐ Gießen Sie die Mischung in GummibärchenFormen und kühl stellen, bis es fest ist.
- ☐ Sobald die Gummibärchen fest sind, nehmen Sie sie aus der FormFormen und in einem luftdichten Behälter aufbewahren.

Nährwert:

- ☐ Kann je nach verwendeten Zutaten variieren.

Vorbereitungszeit: 10 Minuten

Kochzeit: 10 Minuten

Ruhezeit: 1-2 Stunden

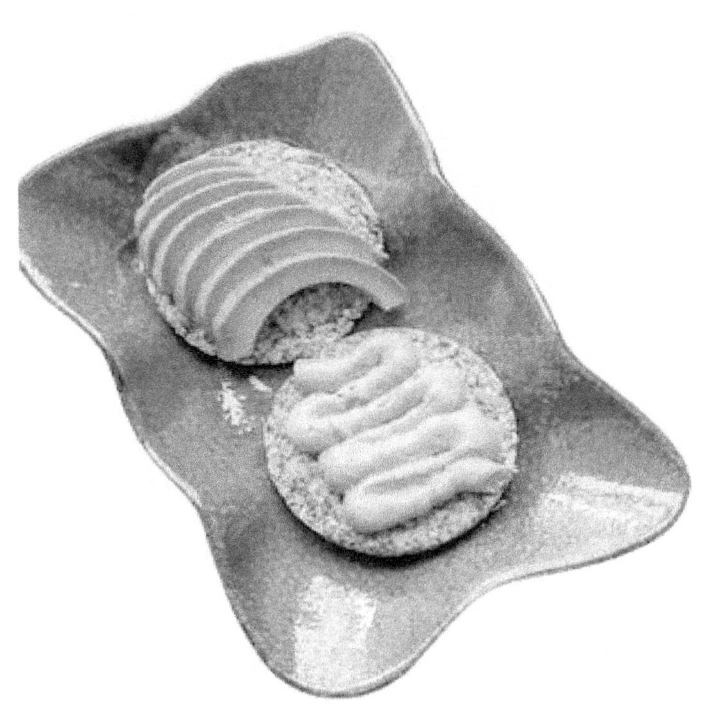

28.Grapefruit-CBD-Gummis

Zutaten:

- ☐ 1 Tasse mit CBD angereichertes Kokosöl
- ☐ 1 Tasse Grapefruitsaft
- ☐ 1/4 Tasse Agarpulver
- ☐ Süßstoff nach Wahl (optional)
- ☐ GummiartigFormen

Anweisungen:

- ☐ In einem Topf das mit CBD angereicherte Kokosöl und den Grapefruitsaft bei schwacher Hitze vermischen.
- ☐ Den Süßstoff (falls gewünscht) einrühren, bis alles gut vermischt ist.
- ☐ Streuen Sie das Agarpulver unter ständigem Rühren in die Mischung.
- ☐ Weiter schlagen, bis sich das Agarpulver vollständig aufgelöst hat.
- ☐ Anschließend etwas abkühlen lassenes entfernen das Feuer.

- ☐ Gießen Sie die Mischung in GummibärchenFormen und kühl stellen, bis es fest ist.
- ☐ Sobald die Gummibärchen fest sind, nehmen Sie sie aus der FormFormen und im Kühlschrank aufbewahren.

Nährwert:

- ☐ Kann je nach verwendeten Zutaten variieren.

Vorbereitungszeit: 10 Minuten

Kochzeit: 10 Minuten

Ruhezeit: 1-2 Stunden

29.Passionsfrucht-THC-Gummis

Zutaten:

- ☐ 1 Tasse mit Cannabis angereichertes Kokosöl
- ☐ 1 Tasse Passionsfruchtsaft
- ☐ 1/4 Tasse geschmacksneutrale Gelatine
- ☐ Süßstoff nach Wahl (optional)
- ☐ GummiartigFormen

Anweisungen:

- ☐ In einem Topf das mit Cannabis angereicherte Kokosnussöl und den Passionsfruchtsaft bei schwacher Hitze vermischen.
- ☐ Den Süßstoff (falls gewünscht) einrühren, bis alles gut verrührt istunkooperiert.
- ☐ Während Sie die Mischung umrühren, streuen Sie die Gelatine darüber.
- ☐ Whiskeyständig bis sich die Gelatine vollständig aufgelöst hat.

- ☐ Nehmen Sie es vom Feuer und lassen Sie es ein paar Minuten abkühlen.
- ☐ Gießen Sie die Mischung in GummibärchenFormen und kühl stellen, bis es fest ist.
- ☐ Sobald die Gummibärchen fest sind, nehmen Sie sie aus der FormFormen und an einem kühlen Ort aufbewahren.

Nährwert:

- ☐ Kann je nach verwendeten Zutaten variieren.

Vorbereitungszeit: 10 Minuten

Kochzeit: 10 Minuten

Ruhezeit: 1-2 Stunden

30.Kokosnuss-Ananas-CBD-Gummis

Zutaten:

- ☐ 1 Tasse mit CBD angereichertes Kokosöl
- ☐ 1 Tasse Kokos-Ananassaft
- ☐ 1/4 Tasse Agarpulver
- ☐ Süßstoff nach Wahl (optional)
- ☐ GummiartigFormen

Anweisungen:

- ☐ In einem Topf das mit CBD angereicherte Kokosöl und den Kokos-Ananassaft bei schwacher Hitze vermischen.
- ☐ Den Süßstoff (falls gewünscht) einrühren, bis alles gut verrührt istunkooperiert.
- ☐ Streuen Sie das Agarpulver unter ständigem Rühren in die Mischung.
- ☐ Weiter schlagen, bis sich das Agarpulver vollständig aufgelöst hat.
- ☐ Anschließend etwas abkühlen lassenes entfernen das Feuer.

- ☐ Gießen Sie die Mischung in GummibärchenFormen und kühl stellen, bis es fest ist.
- ☐ Sobald die Gummibärchen fest sind, nehmen Sie sie aus der FormFormen und im Kühlschrank aufbewahren.

Nährwert:

- ☐ Kann je nach verwendeten Zutaten variieren.

Vorbereitungszeit: 10 Minuten

Kochzeit: 10 Minuten

Ruhezeit: 1-2 Stunden.

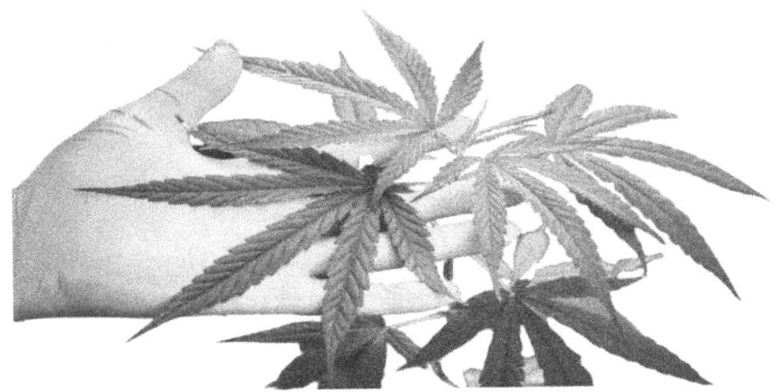

31.Zitronen-Limetten-THC-Gummis

Zutaten:

- [ ] 1 Tasse mit Cannabis angereichertes Kokosöl
- [ ] 1 Tasse Zitronen-Limetten-Soda
- [ ] 1/4 Tasse geschmacksneutrale Gelatine
- [ ] Süßstoff nach Wahl (optional)
- [ ] GummiartigFormen

Anweisungen:

- [ ] Kombinieren Sie in einem Topf das mit Cannabis angereicherte Kokosnussöl und das Zitronen-Limetten-Soda bei schwacher Hitze.
- [ ] Den Süßstoff (falls gewünscht) einrühren, bis alles gut verrührt istunkooperiert.
- [ ] Während Sie die Mischung umrühren, streuen Sie die Gelatine darüber.
- [ ] Weiter schlagen, bis sich die Gelatine vollständig aufgelöst hat.

☐ Nehmen Sie es vom Feuer und lassen Sie es ein paar Minuten abkühlen.

☐ Gießen Sie die Mischung in GummibärchenFormen und kühl stellen, bis es fest ist.

☐ Sobald die Gummibärchen fest sind, nehmen Sie sie aus der FormFormen und an einem kühlen Ort aufbewahren.

Nährwert:

☐ Kann je nach verwendeten Zutaten variieren.

Vorbereitungszeit: 10 Minuten

Kochzeit: 10 Minuten

Ruhezeit: 1-2 Stunden

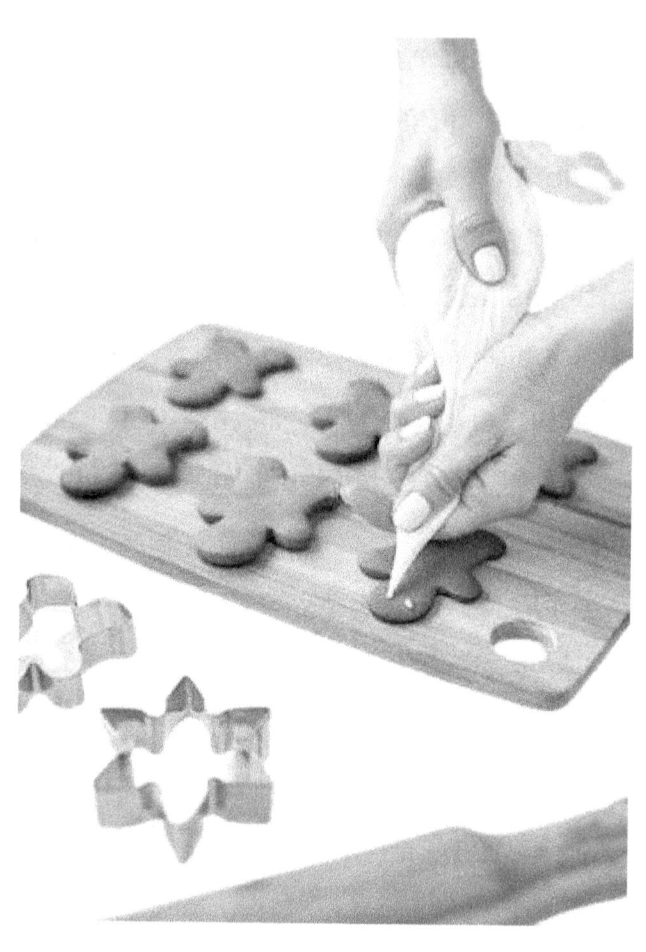

32. Gemischte Zitrus-CBD-Gummis

Zutaten:

- ☐ 1 Tasse mit CBD angereichertes Kokosöl
- ☐ 1 Tasse gemischter Zitrussaft (z. B. Orange, Grapefruit, Zitrone)
- ☐ 1/4 Tasse Agarpulver
- ☐ Süßstoff nach Wahl (optional)
- ☐ GummiartigFormen

Anweisungen:

- ☐ In einem Topf das mit CBD angereicherte Kokosöl und den gemischten Zitrussaft bei schwacher Hitze vermischen.
- ☐ Den Süßstoff (falls gewünscht) einrühren, bis alles gut verrührt istunkooperiert.
- ☐ Streuen Sie das Agarpulver unter ständigem Rühren in die Mischung.
- ☐ Weiter schlagen, bis sich das Agarpulver vollständig aufgelöst hat.

- ☐ Anschließend etwas abkühlen lassenes entfernen das Feuer.
- ☐ Gießen Sie die Mischung in GummibärchenFormen und kühl stellen, bis es fest ist.
- ☐ Sobald die Gummibärchen fest sind, nehmen Sie sie aus der FormFormen und im Kühlschrank aufbewahren.

Nährwert:

- ☐ Kann je nach verwendeten Zutaten variieren.

Vorbereitungszeit: 10 Minuten

Kochzeit: 10 Minuten

Ruhezeit: 1-2 Stunden

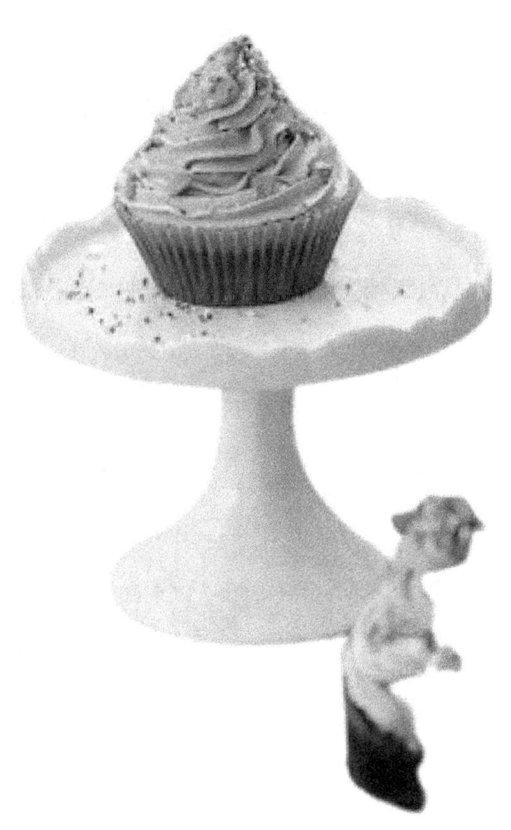

33.Cherry Limeade THC Gummies

Zutaten:

- 1 Tasse mit Cannabis angereichertes Kokosöl
- 1 Tasse Kirschlimonade
- 1/4 Tasse geschmacksneutrale Gelatine
- Süßstoff nach Wahl (optional)
- GummiartigFormen

Anweisungen:

- In einem Topf das mit Cannabis angereicherte Kokosnussöl und die Kirschlimonade bei schwacher Hitze vermischen.
- Den Süßstoff (falls gewünscht) einrühren, bis alles gut verrührt istunkooperiert.
- Während Sie die Mischung umrühren, streuen Sie die Gelatine darüber.
- Weiter schlagen, bis sich die Gelatine vollständig aufgelöst hat.

- ☐ Nehmen Sie es vom Feuer und lassen Sie es ein paar Minuten abkühlen.
- ☐ Gießen Sie die Mischung in GummibärchenFormen und kühl stellen, bis es fest ist.
- ☐ Sobald die Gummibärchen fest sind, nehmen Sie sie aus der FormFormen und in einem luftdichten Behälter aufbewahren.

Nährwert:

- ☐ Kann je nach verwendeten Zutaten variieren.

Vorbereitungszeit: 10 Minuten

Kochzeit: 10 Minuten

Ruhezeit: 1-2 Stunden

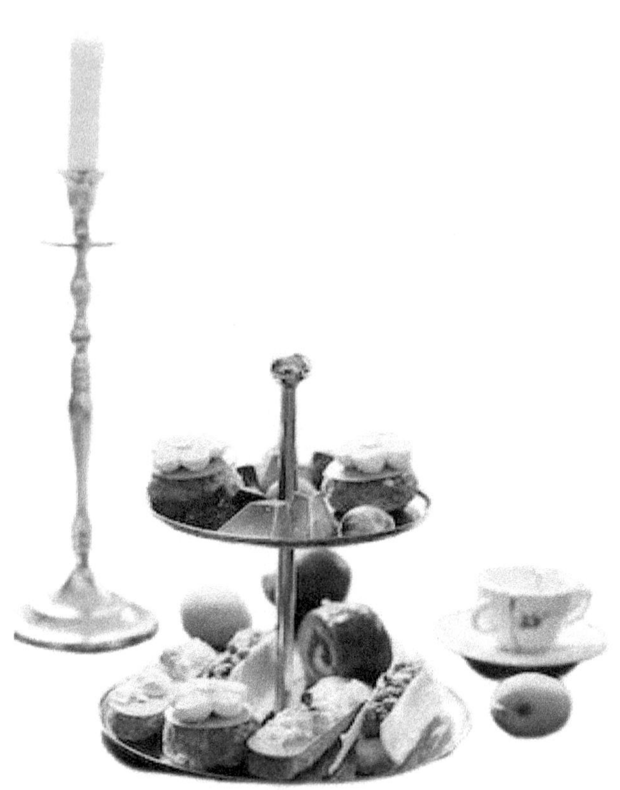

34.Pfirsich- und Mango-CBD-Gummis

Zutaten:

- ☐ 1 Tasse mit CBD angereichertes Kokosöl
- ☐ 1 Tasse Pfirsich-Mango-Saft
- ☐ 1/4 Tasse Agarpulver
- ☐ Süßstoff nach Wahl (optional)
- ☐ GummiartigFormen

Anweisungen:

- ☐ In einem Topf das mit CBD angereicherte Kokosöl und den Pfirsich-Mango-Saft bei schwacher Hitze vermischen.
- ☐ Den Süßstoff (falls gewünscht) einrühren, bis alles gut vermischt ist.
- ☐ Streuen Sie das Agarpulver unter ständigem Rühren in die Mischung.
- ☐ Weiter schlagen, bis sich das Agarpulver vollständig aufgelöst hat.

- ☐ Anschließend etwas abkühlen lassenes entfernen das Feuer.
- ☐ Gießen Sie die Mischung in GummibärchenFormen und kühl stellen, bis es fest ist.
- ☐ Sobald die Gummibärchen fest sind, nehmen Sie sie aus der FormFormen und im Kühlschrank aufbewahren.

Nährwert:

- ☐ Kann je nach verwendeten Zutaten variieren.

Vorbereitungszeit: 10 Minuten

Kochzeit: 10 Minuten

Ruhezeit: 1-2 Stunden

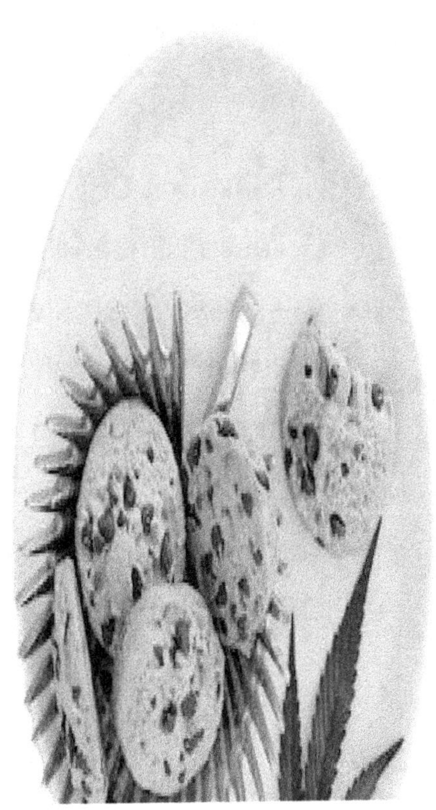

35.Himbeer-Zitronen-CBD-Gummis

Zutaten:

- ☐ 1 Tasse mit CBD angereichertes Kokosöl
- ☐ 1 Tasse Himbeerlimonade
- ☐ 1/4 Tasse Agarpulver
- ☐ Süßstoff nach Wahl (optional)
- ☐ GummiartigFormen

Anweisungen:

- ☐ Kombinieren Sie in einem Topf das mit CBD angereicherte Kokosöl und die Himbeerlimonade bei schwacher Hitze.
- ☐ Den Süßstoff (falls gewünscht) einrühren, bis alles gut vermischt ist.
- ☐ Streuen Sie das Agarpulver unter ständigem Rühren in die Mischung.
- ☐ Weiter schlagen, bis sich das Agarpulver vollständig aufgelöst hat.
- ☐ Anschließend etwas abkühlen lassenes entfernen das Feuer.

- ☐ Gießen Sie die Mischung in GummibärchenFormen und kühl stellen, bis es fest ist.
- ☐ Sobald die Gummibärchen fest sind, nehmen Sie sie aus der FormFormen und im Kühlschrank aufbewahren.

- ☐ Kann je nach verwendeten Zutaten variieren.

Vorbereitungszeit: 10 Minuten

Kochzeit: 10 Minuten

Ruhezeit: 1-2 Stunden

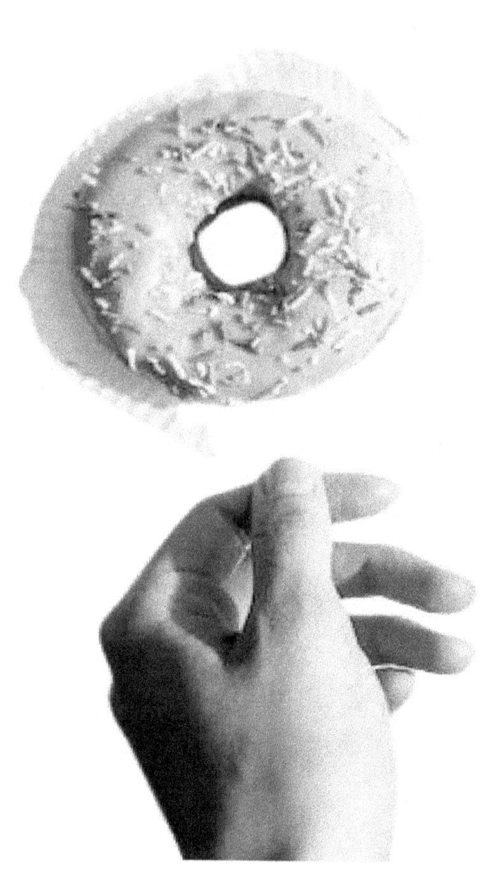

36.Orangen- und Mango-THC-Gummis

Zutaten:

- ☐ 1 Tasse mit Cannabis angereichertes Kokosöl
- ☐ 1 Tasse Orangen-Mango-Saft
- ☐ 1/4 Tasse geschmacksneutrale Gelatine
- ☐ Süßstoff nach Wahl (optional)
- ☐ GummiartigFormen

Anweisungen:

- ☐ In einem Topf das mit Cannabis angereicherte Kokosnussöl und den Orangen-Mango-Saft bei schwacher Hitze vermischen.
- ☐ Den Süßstoff (falls gewünscht) einrühren, bis alles gut verrührt istunkooperiert.
- ☐ Während Sie die Mischung umrühren, streuen Sie die Gelatine darüber.
- ☐ Weiter schlagen, bis sich die Gelatine vollständig aufgelöst hat.

- ☐ Nehmen Sie es vom Feuer und lassen Sie es ein paar Minuten abkühlen.
- ☐ Gießen Sie die Mischung in GummibärchenFormen und kühl stellen, bis es fest ist.
- ☐ Sobald die Gummibärchen fest sind, nehmen Sie sie aus der FormFormen und an einem kühlen Ort aufbewahren.

Nährwert:

- ☐ Kann je nach verwendeten Zutaten variieren.

Vorbereitungszeit: 10 Minuten

Kochzeit: 10 Minuten

Ruhezeit: 1-2 Stunden

37.Gemischte Beeren-CBD-Gummis

Zutaten:

- ☐ 1 Tasse mit CBD angereichertes Kokosöl
- ☐ 1 Tasse gemischter Beerensaft (z. B. Erdbeere, Blaubeere, Himbeere)
- ☐ 1/4 Tasse Agarpulver
- ☐ Süßstoff nach Wahl (optional)
- ☐ GummiartigFormen

Anweisungen:

- ☐ Kombinieren Sie in einem Topf das mit CBD angereicherte Kokosöl und den gemischten Beerensaft bei schwacher Hitze.
- ☐ Den Süßstoff (falls gewünscht) einrühren, bis alles gut vermischt ist.
- ☐ Streuen Sie das Agarpulver unter ständigem Rühren in die Mischung.
- ☐ Weiter schlagen, bis sich das Agarpulver vollständig aufgelöst hat.

- ☐ Anschließend etwas abkühlen lassenes entfernen das Feuer.
- ☐ Gießen Sie die Mischung in GummibärchenFormen und kühl stellen, bis es fest ist.
- ☐ Sobald die Gummibärchen fest sind, nehmen Sie sie aus der FormFormen und im Kühlschrank aufbewahren.

Nährwert:

- ☐ Mai variieren je nach verwendeten Zutaten.

Vorbereitungszeit: 10 Minuten

Kochzeit: 10 Minuten

Ruhezeit: 1-2 Stunden

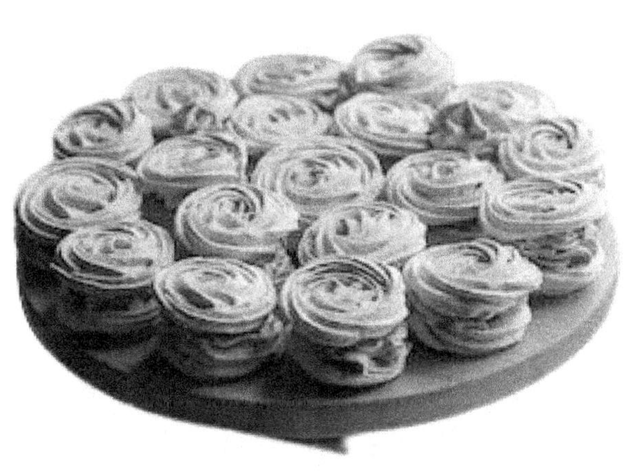

38.Lemonade Limeade THC Gummies

Zutaten:

- [ ] 1 Tasse mit Cannabis angereichertes Kokosöl
- [ ] 1/2 Tasse Limonade
- [ ] 1/2 Tasse Limette
- [ ] 1/4 Tasse geschmacksneutrale Gelatine
- [ ] Süßstoff nach Wahl (optional)
- [ ] GummiartigFormen

Anweisungen:

- [ ] In einem Topf das mit Cannabis angereicherte Kokosnussöl, die Limonade und die Limette bei schwacher Hitze vermischen.
- [ ] Den Süßstoff (falls gewünscht) einrühren, bis alles gut vermischt ist.
- [ ] Während Sie die Mischung umrühren, streuen Sie die Gelatine darüber.

- ☐ Weiter schlagen, bis sich die Gelatine vollständig aufgelöst hat.
- ☐ Anschließend etwas abkühlen lassenes entfernen das Feuer.
- ☐ Gießen Sie die Mischung in GummibärchenFormen und kühl stellen, bis es fest ist.
- ☐ Sobald die Gummibärchen fest sind, nehmen Sie sie aus der FormFormen und im Kühlschrank aufbewahren.

Nährwert:

- ☐ Kann je nach verwendeten Zutaten variieren.

Vorbereitungszeit: 10 Minuten

Kochzeit: 10 Minuten

Ruhezeit: 1-2 Stunden

39.Erdbeer-Limonade-CBD-Gummis

Zutaten:

- ☐ 1 Tasse mit CBD angereichertes Kokosöl
- ☐ 1 Tasse Erdbeerlimonade
- ☐ 1/4 Tasse Agarpulver
- ☐ Süßstoff nach Wahl (optional)
- ☐ GummiartigFormen

Anweisungen:

- ☐ Kombinieren Sie in einem Topf das mit CBD angereicherte Kokosöl und die Erdbeerlimonade bei schwacher Hitze.
- ☐ Den Süßstoff (falls gewünscht) einrühren, bis alles gut vermischt ist.
- ☐ Streuen Sie das Agarpulver unter ständigem Rühren in die Mischung.
- ☐ Weiter schlagen, bis sich das Agarpulver vollständig aufgelöst hat.
- ☐ Anschließend etwas abkühlen lassenes entfernen das Feuer.

- ☐ Gießen Sie die Mischung in GummibärchenFormen und kühl stellen, bis es fest ist.
- ☐ Sobald die Gummibärchen fest sind, nehmen Sie sie aus der FormFormen und im Kühlschrank aufbewahren.

Nährwert:

- ☐ Kann je nach verwendeten Zutaten variieren.

Vorbereitungszeit: 10 Minuten

Kochzeit: 10 Minuten

Ruhezeit: 1-2 Stunden

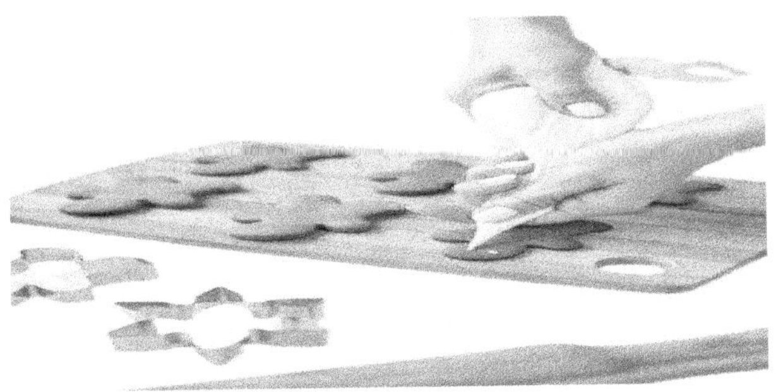

40. THC-Fruchtgummis mit Ananas und Kokosnuss

Zutaten:

- ☐ 1 Tasse mit Cannabis angereichertes Kokosnussöl
- ☐ 1 Tasse Ananas-Kokos-Saft
- ☐ 1/4 Tasse geschmacksneutrale Gelatine
- ☐ Süßstoff nach Wahl (optional)
- ☐ GummiartigFormen

Anweisungen:

- ☐ In einem Topf das mit Cannabis angereicherte Kokosnussöl und den Ananas-Kokossaft bei schwacher Hitze vermischen.
- ☐ Den Süßstoff (falls gewünscht) einrühren, bis alles gut verrührt istunkooperiert.
- ☐ Während Sie die Mischung umrühren, streuen Sie die Gelatine darüber.

☐ Weiter schlagen, bis sich die Gelatine vollständig aufgelöst hat.

☐ Nehmen Sie es vom Feuer und lassen Sie es ein paar Minuten abkühlen.

☐ Gießen Sie die Mischung in GummibärchenFormen und kühl stellen, bis es fest ist.

☐ Sobald die Gummibärchen fest sind, nehmen Sie sie aus der FormFormen und an einem kühlen Ort aufbewahren.

Nährwert:

☐ Kann je nach verwendeten Zutaten variieren.

Vorbereitungszeit: 10 Minuten

Kochzeit: 10 Minuten

Ruhezeit: 1-2 Stunden

41.Erdbeer- und Guaven-CBD-Gummis

Zutaten:

- [ ] 1 Tasse mit CBD angereichertes Kokosöl
- [ ] 1 Tasse Erdbeer-Guavensaft
- [ ] 1/4 Tasse Agarpulver
- [ ] Süßstoff nach Wahl (optional)
- [ ] GummiartigFormen

Anweisungen:

- [ ] In einem Topf das mit CBD angereicherte Kokosöl und den Erdbeer-Guavensaft bei schwacher Hitze vermischen.
- [ ] Den Süßstoff (falls gewünscht) einrühren, bis alles gut vermischt ist.
- [ ] Streuen Sie das Agarpulver unter ständigem Rühren in die Mischung.
- [ ] Weiter schlagen, bis sich das Agarpulver vollständig aufgelöst hat.

- ☐ Anschließend etwas abkühlen lassenes
  entfernen das Feuer.
- ☐ Gießen Sie die Mischung in
  GummibärchenFormen und kühl stellen,
  bis es fest ist.
- ☐ Sobald die Gummibärchen fest sind,
  nehmen Sie sie aus der FormFormen
  und im Kühlschrank aufbewahren.

Nährwert:

- ☐ Kann je nach verwendeten Zutaten
  variieren.

Vorbereitungszeit: 10 Minuten

Kochzeit: 10 Minuten

Ruhezeit: 1-2 Stunden

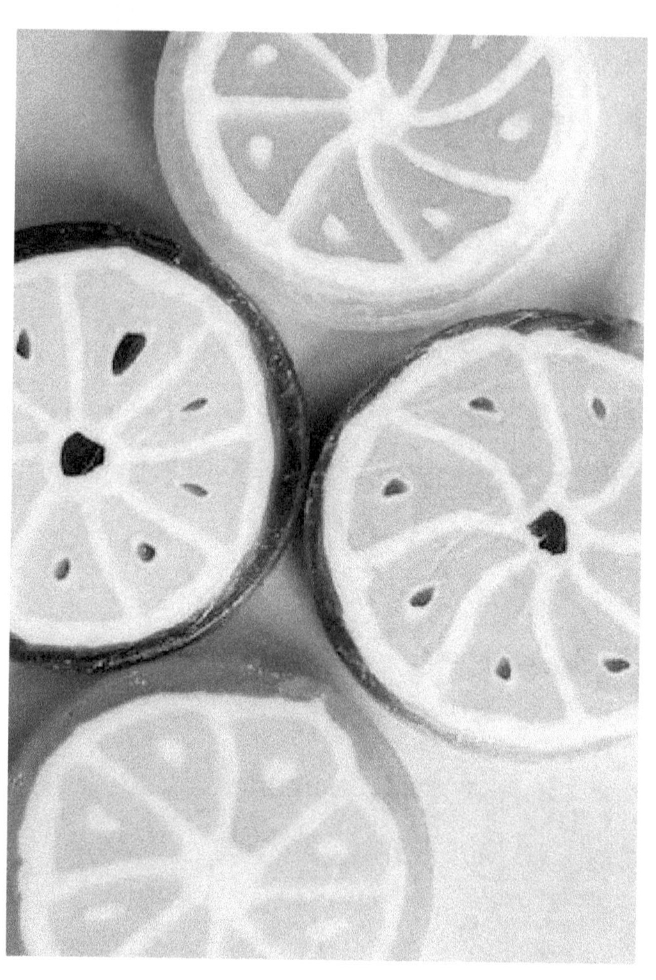

42.Mixed Fruit Punch THC Gummies

Zutaten:

- 1 Tasse mit Cannabis angereichertes Kokosöl
- 1 Tasse gemischter Fruchtpunsch
- 1/4 Tasse geschmacksneutrale Gelatine
- Süßstoff nach Wahl (optional)
- GummiartigFormen

Anweisungen:

- In einem Topf das mit Cannabis angereicherte Kokosnussöl und den gemischten Fruchtpunsch bei schwacher Hitze vermischen.
- Den Süßstoff (falls gewünscht) einrühren, bis alles gut vermischt ist.
- Während Sie die Mischung umrühren, streuen Sie die Gelatine darüber.

- ☐ Weiter schlagen, bis sich die Gelatine vollständig aufgelöst hat.
- ☐ Nehmen Sie es vom Feuer und lassen Sie es ein paar Minuten abkühlen.
- ☐ Gießen Sie die Mischung in GummibärchenFormen und kühl stellen, bis es fest ist.
- ☐ Sobald die Gummibärchen fest sind, nehmen Sie sie aus der FormFormen und an einem kühlen Ort aufbewahren.

Nährwert:

- ☐ Kann je nach verwendeten Zutaten variieren.

Vorbereitungszeit: 10 Minuten

Kochzeit: 10 Minuten

Ruhezeit: 1-2 Stunden

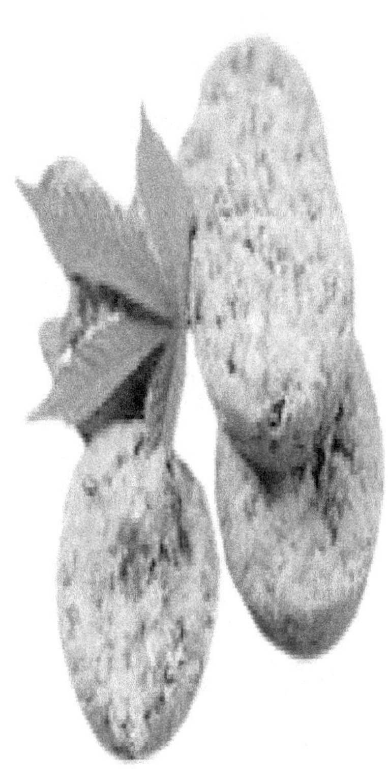

43.Zitronenbeeren-CBD-Gummis

Zutaten:

- ☐ 1 Tasse mit CBD angereichertes Kokosöl
- ☐ 1 Tasse Zitronen-Beeren-Saft (z. B. Limonade gemischt mit gemischtem Beerensaft)
- ☐ 1/4 Tasse Agarpulver
- ☐ Süßstoff nach Wahl (optional)
- ☐ GummiartigFormen

Anweisungen:

- ☐ In einem Topf das mit CBD angereicherte Kokosöl und den Zitronensaft bei schwacher Hitze vermischen.
- ☐ Den Süßstoff (falls gewünscht) einrühren, bis alles gut vermischt ist.
- ☐ Streuen Sie das Agarpulver unter ständigem Rühren in die Mischung.
- ☐ Weiter schlagen, bis sich das Agarpulver vollständig aufgelöst hat.

- ☐ Anschließend etwas abkühlen lassenes entfernen das Feuer.
- ☐ Gießen Sie die Mischung in GummibärchenFormen und kühl stellen, bis es fest ist.
- ☐ Sobald die Gummibärchen fest sind, nehmen Sie sie aus der FormFormen und im Kühlschrank aufbewahren.

Nährwert:

- ☐ Kann je nach verwendeten Zutaten variieren.

Vorbereltungszeit: 10 Minuten

Kochzeit: 10 Minuten

Ruhezeit: 1-2 Stunden

44. Wassermelonen- und Kiwi-THC-Gummis

Zutaten:

- [ ] Tasse mit Cannabis angereichertes Kokosöl
- [ ] 1 Tasse Wassermelonen-Kiwi-Saft
- [ ] 1/4 Tasse geschmacksneutrale Gelatine
- [ ] Süßstoff nach Wahl (optional)
- [ ] GummiartigFormen

Anweisungen:

- [ ] In einem Topf das mit Cannabis angereicherte Kokosnussöl und den Wassermelonen-Kiwi-Saft bei schwacher Hitze vermischen.
- [ ] Den Süßstoff (falls gewünscht) einrühren, bis alles gut verrührt istunkooperiert.
- [ ] Während Sie die Mischung umrühren, streuen Sie die Gelatine darüber.

- ☐ Weiter schlagen, bis sich die Gelatine vollständig aufgelöst hat.
- ☐ Nehmen Sie es vom Feuer und lassen Sie es ein paar Minuten abkühlen.
- ☐ Gießen Sie die Mischung in GummibärchenFormen und kühl stellen, bis es fest ist.
- ☐ Sobald die Gummibärchen fest sind, nehmen Sie sie aus der FormFormen und in einem luftdichten Behälter aufbewahren.

Nährwert:

- ☐ Kann je nach verwendeten Zutaten variieren.

Vorbereitungszeit: 10 Minuten

Kochzeit: 10 Minuten

Ruhezeit: 1-2 Stunden

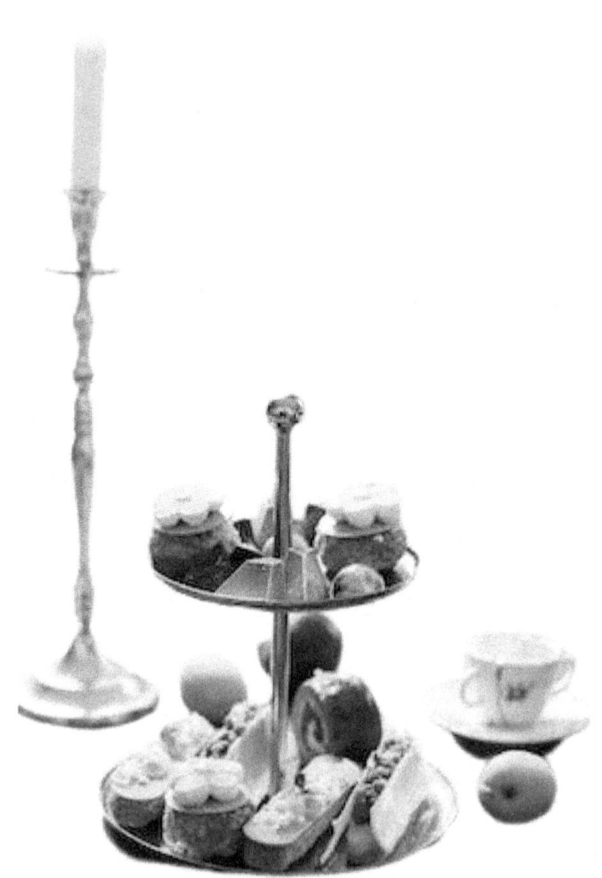

45. Mango-Passionsfrucht-CBD-Gummis

Zutaten:

- ☐ 1 Tasse mit CBD angereichertes Kokosöl
- ☐ 1 Tasse Mango-Maracuja-Saft
- ☐ 1/4 Tasse Agarpulver
- ☐ Süßstoff nach Wahl (optional)
- ☐ GummiartigFormen

Anweisungen:

- ☐ Kombinieren Sie in einem Topf das mit CBD angereicherte Kokosöl und die MangoPassionsfrucht Saft bei schwacher Hitze.
- ☐ Den Süßstoff (falls gewünscht) einrühren, bis alles gut vermischt ist.
- ☐ Streuen Sie das Agarpulver unter ständigem Rühren in die Mischung.
- ☐ Weiter schlagen, bis sich das Agarpulver vollständig aufgelöst hat.

- Anschließend etwas abkühlen lassenes entfernen das Feuer.
- Gießen Sie die Mischung in GummibärchenFormen und kühl stellen, bis es fest ist.
- Sobald die Gummibärchen fest sind, nehmen Sie sie aus der FormFormen und im Kühlschrank aufbewahren.

Nährwert:

- Kann je nach verwendeten Zutaten variieren.

Vorbereitungszeit: 10 Minuten

Kochzeit: 10 Minuten

Ruhezeit: 1-2 Stunden

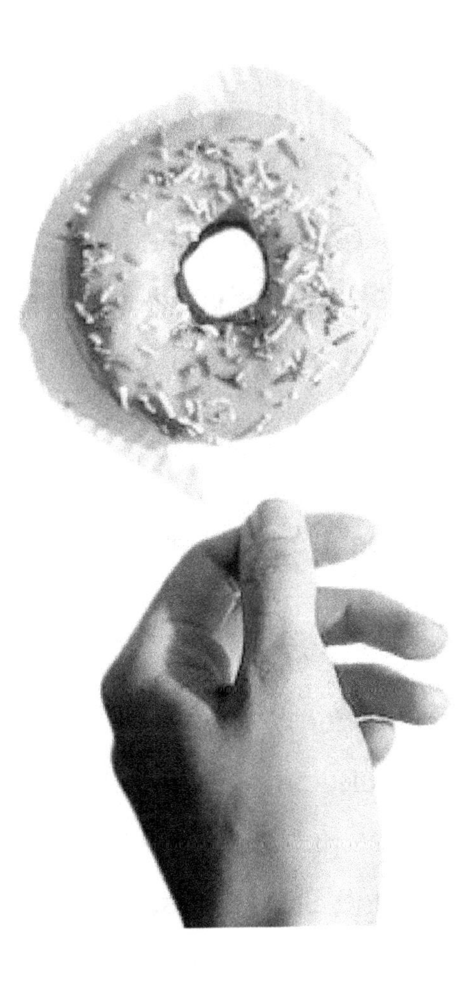

46. Kirschlimonade THC-Gummis

Zutaten:

- ☐ 1 Tasse mit Cannabis angereichertes Kokosöl
- ☐ 1 Tasse Kirschlimonade
- ☐ 1/4 Tasse geschmacksneutrale Gelatine
- ☐ Süßstoff nach Wahl (optional)
- ☐ GummiartigFormen

Anweisungen:

- ☐ In einem Topf das mit Cannabis angereicherte Kokosnussöl und die Kirschlimonade bei schwacher Hitze vermischen.
- ☐ Den Süßstoff (falls gewünscht) einrühren, bis alles gut verrührt istunkooperiert.
- ☐ Während Sie die Mischung umrühren, streuen Sie die Gelatine darüber.
- ☐ Weiter schlagen, bis sich die Gelatine vollständig aufgelöst hat.

- ☐ Nehmen Sie es vom Feuer und lassen Sie es ein paar Minuten abkühlen.
- ☐ Gießen Sie die Mischung in GummibärchenFormen und kühl stellen, bis es fest ist.
- ☐ Sobald die Gummibärchen fest sind, nehmen Sie sie aus der FormFormen und an einem kühlen Ort aufbewahren.

Nährwert:

- ☐ Kann je nach verwendeten Zutaten variieren.

Vorbereitungszeit: 10 Minuten

Kochzeit: 10 Minuten

Ruhezeit: 1-2 Stunden

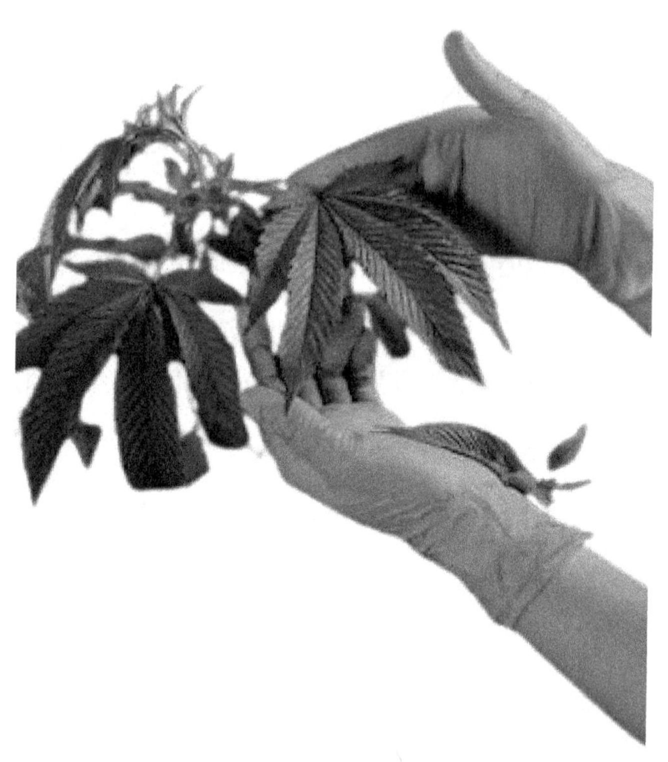

47. Himbeer-Limetten-CBD-Gummis

Zutaten:

- ☐ 1 Tasse mit CBD angereichertes Kokosöl
- ☐ 1 Tasse Himbeerlimonade
- ☐ 1/4 Tasse Agarpulver
- ☐ Süßstoff nach Wahl (optional)
- ☐ GummiartigFormen

Anweisungen:

- ☐ In einem Topf das mit CBD angereicherte Kokosöl und die Himbeerlimonade bei schwacher Hitze vermischen.
- ☐ Den Süßstoff (falls gewünscht) einrühren, bis alles gut vermischt ist.
- ☐ Streuen Sie das Agarpulver unter ständigem Rühren in die Mischung.
- ☐ Weiter schlagen, bis sich das Agarpulver vollständig aufgelöst hat.
- ☐ Anschließend etwas abkühlen lassenes entfernen das Feuer.

- ☐ Gießen Sie die Mischung in GummibärchenFormen und kühl stellen, bis es fest ist.
- ☐ Sobald die Gummibärchen fest sind, nehmen Sie sie aus der FormFormen und im Kühlschrank aufbewahren.

Nährwert:

- ☐ Kann je nach verwendeten Zutaten variieren.

Vorbereitungszeit: 10 Minuten

Kochzeit: 10 Minuten

Ruhezeit: 1-2 Stunden

48. Blaubeer-Granatapfel-THC-Gummis

Zutaten:

- ☐ 1 Tasse mit Cannabis angereichertes Kokosöl
- ☐ 1 Tasse Blaubeer-Granatapfelsaft
- ☐ 1/4 Tasse geschmacksneutrale Gelatine
- ☐ Süßstoff nach Wahl (optional)
- ☐ GummiartigFormen

Anweisungen:

- ☐ In einem Topf das mit Cannabis angereicherte Kokosnussöl und den Blaubeer-Granatapfelsaft bei schwacher Hitze vermischen.
- ☐ Den Süßstoff (falls gewünscht) einrühren, bis alles gut verrührt istunkooperiert.
- ☐ Während Sie die Mischung umrühren, streuen Sie die Gelatine darüber.

- ☐ Weiter schlagen, bis sich die Gelatine vollständig aufgelöst hat.
- ☐ Nehmen Sie es vom Feuer und lassen Sie es ein paar Minuten abkühlen.
- ☐ Gießen Sie die Mischung in GummibärchenFormen und kühl stellen, bis es fest ist.
- ☐ Sobald die Gummibärchen fest sind, nehmen Sie sie aus der FormFormen und in einem luftdichten Behälter aufbewahren.

Nährwert:

- ☐ Kann je nach verwendeten Zutaten variieren.

Vorbereitungszeit: 10 Minuten

Kochzeit: 10 Minuten

Ruhezeit: 1-2 Stunden

49. Orangen- und Ananas-CBD-Gummis

Zutaten:

- 1 Tasse mit CBD angereichertes Kokosöl
- 1 Tasse Orangen-Ananassaft
- 1/4 Tasse Agarpulver
- Süßstoff nach Wahl (optional)
- GummiartigFormen

Anweisungen:

- Kombinieren Sie in einem Topf das mit CBD angereicherte Kokosöl und den Orangen-Ananassaft bei schwacher Hitze.
- Den Süßstoff (falls gewünscht) einrühren, bis alles gut vermischt ist.
- Streuen Sie das Agarpulver unter ständigem Rühren in die Mischung.
- Weiter schlagen, bis sich das Agarpulver vollständig aufgelöst hat.

- ☐ Anschließend etwas abkühlen lassenes entfernen das Feuer.
- ☐ Gießen Sie die Mischung in GummibärchenFormen und kühl stellen, bis es fest ist.
- ☐ Sobald die Gummibärchen fest sind, nehmen Sie sie aus der FormFormen und im Kühlschrank aufbewahren.

Nährwert:

- ☐ Kann je nach verwendeten Zutaten variieren.

Vorbereitungszeit: 10 Minuten

Kochzeit: 10 Minuten

Ruhezeit: 1-2 Stunden

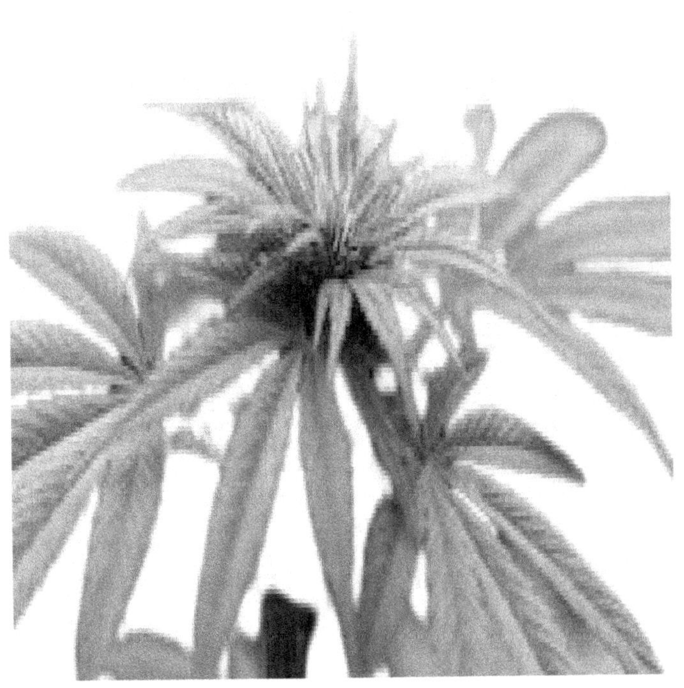

50. Tropical Punch THC Gummies

Zutaten:

- 1 Tasse mit Cannabis angereichertes Kokosöl
- 1 Tasse tropischer Punsch
- 1/4 Tasse geschmacksneutrale Gelatine
- Süßstoff nach Wahl (optional)
- GummiartigFormen

Anweisungen:

- In einem Topf das mit Cannabis angereicherte Kokosnussöl und den tropischen Punsch bei schwacher Hitze vermischen.
- Den Süßstoff (falls gewünscht) einrühren, bis alles gut verrührt istunkooperiert.
- Während Sie die Mischung umrühren, streuen Sie die Gelatine darüber.
- Weiter schlagen, bis sich die Gelatine vollständig aufgelöst hat.

☐ Nehmen Sie es vom Feuer und lassen Sie es ein paar Minuten abkühlen.

☐ Gießen Sie die Mischung in GummibärchenFormen und kühl stellen, bis es fest ist.

☐ Sobald die Gummibärchen fest sind, nehmen Sie sie aus der FormFormen und an einem kühlen Ort aufbewahren.

Nährwert:

☐ Kann je nach verwendeten Zutaten variieren.

Vorbereitungszeit: 10 Minuten

Kochzeit: 10 Minuten

Ruhezeit: 1-2 Stunden.

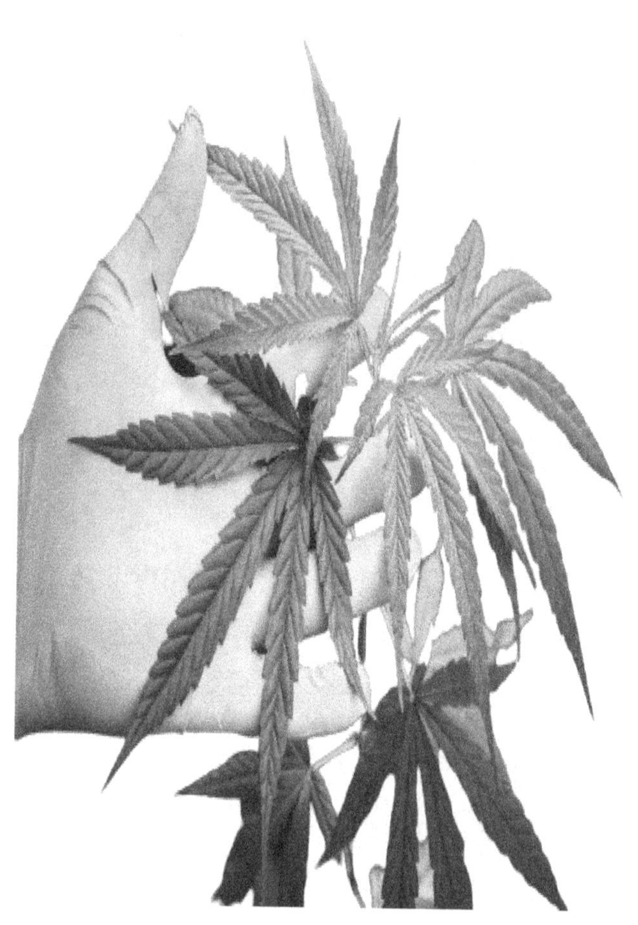

Abschluss

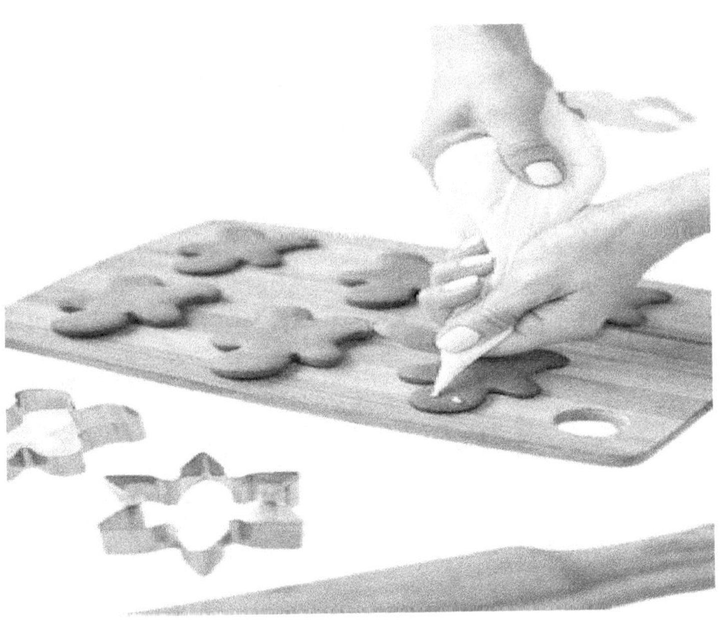

Wenn wir die letzten Seiten von „Gummy Gastronomy: The Ultimate Weed Gummies Edibles Cookbook" erreichen, lassen Sie uns über die bemerkenswerte Reise nachdenken, die wir begonnen haben. Wir haben uns in die Kunst vertieft, Cannabis in köstliche Gummibärchen-Kreationen zu integrieren und die harmonische Verbindung von Cannabis zu erforschenAromen und Effekte. Durch dieses Buch sind Sie zum Alchemisten geworden, der gewöhnliche Gummibärchen in außergewöhnliche essbare Köstlichkeiten verwandelt.

Ausgestattet mit neu gewonnenem Wissen und einer Palette vonverlockend Rezepte sind Sie nun für Ihre eigenen kulinarischen Abenteuer gerüstet. Experimentieren Sie, innovieren Sie und kreieren Sie Ihre eigenen Kreationen, die die Essenz Ihrer Fantasie einfangen. Beim Durchblättern dieses Buches stehen Ihnen grenzenlose Möglichkeiten offen.

Denken Sie daran, dass es beim Eintritt in die Welt der Cannabis-Esswaren von entscheidender Bedeutung ist, die Kraft von Cannabis zu respektieren und zu verstehen. Teilen Sie Ihre Kreationen verantwortungsbewusst und achten Sie stets auf die Dosierung und die möglichen Auswirkungen. Lassen Sie diese angereicherten Köstlichkeiten zu einer Quelle der Freude, Entspannung und Inspiration werden.

Möge dieses Buch Ihr vertrauenswürdiger Begleiter sein und Sie durch die weite Landschaft der mit Cannabis angereicherten Gummibärchengastronomie führen. Möge es Sie dazu inspirieren, die Kunst des kulinarischen Entdeckens anzunehmen, Grenzen zu überschreiten und Momente des glückseligen Genusses zu schaffen.

Vielen Dank, dass Sie sich entschieden haben, Teil dieser außergewöhnlichen Reise zu sein.

Möge Ihr Weg voller süßer Empfindungen, erhöhter Erfahrungen und einer neu entdeckten Wertschätzung für die faszinierende Welt der Weed-Gummis und Esswaren sein. Ein Hoch auf Ihren kulinarischen ErfolgBemühungen und die wunderbaren Momente, die sie mit sich bringen werden.

Viel Spaß beim Kochen, viel Spaß beim Probieren und viel Spaß beim Gummibärchen-Abenteuer!

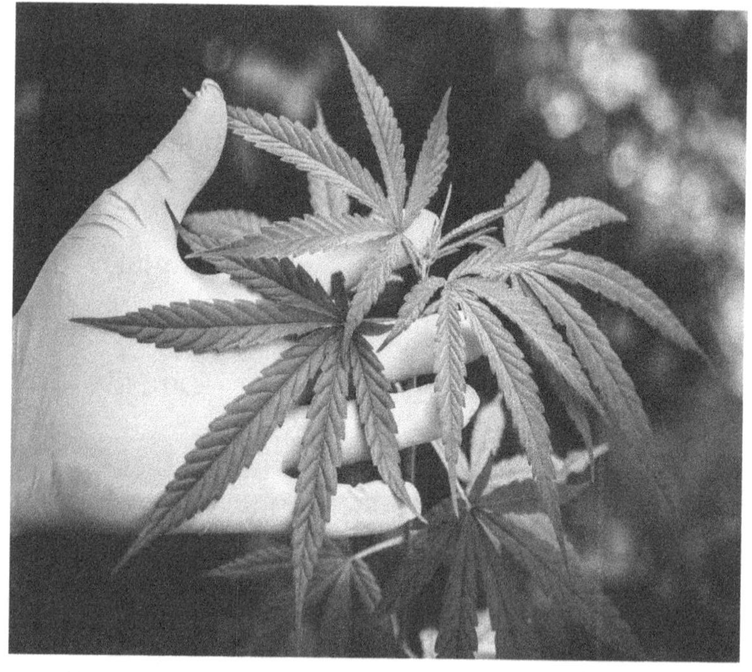